# PATHOGÉNIE

DE LA

# SCARLATINE

IMPRIMERIE LEMALE ET Cie, HAVRE

# PATHOGÉNIE

DE LA

# SCARLATINE

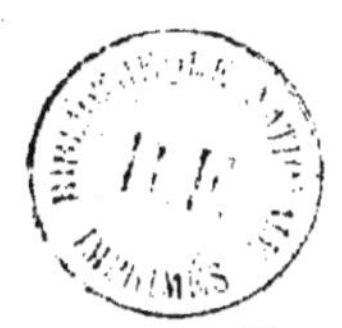

PAR

Le Docteur André BERGÉ

Ancien interne des hôpitaux
Membre de la Société anatomique

PARIS
G. STEINHEIL, ÉDITEUR
2, RUE CASIMIR-DELAVIGNE, 2

1895

# PATHOGÉNIE
# DE LA SCARLATINE

## AVANT-PROPOS

J'adresse avec un vif plaisir l'expression de mes plus sincères remerciements à tous mes maîtres dans les hôpitaux et en particulier à mes maîtres d'internat : MM. Desprès, Audhoui, Hutinel, Troisier, Babinski et Richardière.

Mes amis Albarran, Veiss, Dupré m'ont maintes fois procuré aide et conseils pour ce travail ; j'aime à m'en souvenir et à le leur rappeler ici.

M. le D^r Le Gendre en m'autorisant à puiser dans son service des scarlatineux d'Aubervilliers divers matériaux de recherches m'a rendu un grand service dont je lui suis très reconnaissant, ainsi qu'à ses internes MM. Le Roy et Vast.

J'adresse encore l'expression de ma gratitude à M. le professeur Guyon, mon président de thèse, à MM. Fiessinger (d'Oyonnax) et Walther Dowson (de Bristol) qui m'ont très aimablement fait parvenir leurs travaux.

Au cours de mon année d'internat (1891) à l'Hospice des Enfants-Assistés, dans le service de M. Hutinel, mon attention avait été vivement attirée par cet éminent maître sur l'origine bucco-pharyngée et la nature probablement streptococcique de divers érythèmes infectieux et notamment de l'érythème scarlatiniforme. Je n'ai pu m'empêcher de rapprocher ces faits que j'ai vus, et qui ont fait l'objet de la thèse de mon collègue et ami Mussy, de cet autre fait pour ainsi dire constant : l'existence d'une amygdalite précoce dans la scarlatine. Ce rapprochement m'a paru depuis légitimé par un ensemble si imposant d'arguments de tout genre, qu'en dépit des quelques objections dont notre théorie est passible, je suis actuellement convaincu qu'elle représente pour ce qui est de la pathogénie de la scarlatine, sinon toute la vérité au moins la plus grande part de la vérité.

# CHAPITRE PREMIER

## Historique des opinions émises sur la pathogénie de la scarlatine.

Le caractère épidémique et contagieux de la scarlatine a depuis bien longtemps fait penser qu'elle était due à l'invasion de l'organisme par un principe extérieur subtil, une sorte de miasme émanant des individus atteints, susceptible de se répandre à distance et de s'introduire dans le sang des individus exposés directement ou indirectement à la contagion.

En 1762, Plenciz (de Vienne) plaçait la cause de la scarlatine dans des corpuscules animés.

Dès les premières révélations de la bactériologie, on pensa tout naturellement que la scarlatine appartenait aux maladies infectieuses et on lui supposa un microbe spécifique. De nombreux auteurs le recherchèrent. Presque tous firent porter leurs recherches sur le sang et les squames des scarlatineux.

Hallier (1869) puis Coze et Feltz, en 1872, ont signalé la présence de microcoques dans le sang des scarlatineux.

Pohl Pincus (1883) a trouvé des cocci sur les squames épidermiques et sur le voile du palais dans un cas d'angine (1).

Bientôt des observations plus précises furent faites. Divers auteurs signalèrent chez les scarlatineux dans le sang, dans les viscères, sur les squames épidermiques, et, surtout, au niveau des diverses lésions qui compliquent la scarlatine, l'existence de microcoques en chaînettes.

Frænkel et Freudenberg (1885) ont retiré un streptocoque par des

(1) Pour un historique plus détaillé de ces premières recherches lire : BOURGES. Les recherches microbiennes dans la scarlatine. *Gaz. hebd. de méd. et de chir.*, 28 mars 1891.

cultures du foie, du rein et de la rate, dans trois cas mortels de scarlatine.

Babès, dans dix-huit cas mortels de scarlatine sur vingt, a trouvé un streptocoque qu'il considère comme une variété du streptocoque pyogène.

Lœffler (1884) a trouvé le streptocoque dans les fausses membranes de l'angine scarlatineuse.

Power (1), en 1886, ayant assisté à Londres au développement d'une grave épidémie de scarlatine, observa qu'elle avait frappé tout d'abord les clients d'une ferme (ferme de Hendon), dont les vaches étaient atteintes d'une affection spéciale. Il fut ainsi amené à penser que la maladie des vaches avait été le point de départ de la contagion scarlatineuse, effectuée ensuite par l'intermédiaire du lait.

Cette observation de Power devint le point de départ de recherches fort importantes de Klein (2). L'épidémie de scarlatine était apparue après l'admission à la vacherie de Hendon d'une vache malade qui avait récemment vêlé. Cette vache avait présenté, comme principaux symptômes, de l'élévation de la température, de la toux, du catarrhe oculo-nasal et pharyngé, une coloration rouge de la peau autour des yeux, sur la croupe et à la face interne des cuisses, suivie quatorze jours après le début de la maladie de desquamation épithéliale et de chute des poils. Le pis et la partie inférieure des mamelles présentaient des pustules remplies de sérosité qui se déchiraient pendant la traite et laissaient à leur place des ulcérations persistantes recouvertes de croûtes. Klein constata la virulence de cette sérosité. En l'inoculant sur les organes sexuels et à l'intérieur de l'oreille de quatre veaux il reproduisit des pustules identiques. De plus, il révéla dans le liquide des pustules un coccus en chaînettes qu'il cultiva sur gélatine et sur gélose. En piqûre, ce streptocoque développait de petites colonies blanches sphériques et en strie, de petites colonies discrètes, sans grande extension. La gélatine n'était pas liquéfiée. Ce microbe fut retrouvé dans les poumons et le foie des animaux inoculés comme de ceux qui présentaient la maladie spontanée. Il fut inoculé sous la

(1) POWER. Milk-Scarlatina. *London Report of the Medical Officer of Local-Government Board*, fév. 1885-1886, n° 8, p. 73.

(2) KLEIN. The etiology of scarletfever. *Proceedings of the Royal Society* London, XLII, 1887.

peau de deux veaux. L'un d'eux succomba à une *affection septique* ; on trouva, en effet, à l'autopsie, de la péricardite et de la péritonite avec exsudat purulent, une hépatisation pulmonaire, de l'hyperhémie du foie, du gonflement des plaques de Peyer, de la rougeur du pharynx, une tuméfaction œdémateuse au lieu d'inoculation et un engorgement ganglionnaire correspondant. On retrouva enfin par culture le streptocoque dans le sang du cœur.

Klein, en étudiant le sang des scarlatineux, du troisième au sixième jour de la maladie, décela quatre fois sur onze un streptocoque semblable par l'aspect et les cultures au coccus des vaches de Hendon. Mais le microbe n'était qu'en petite quantité dans le sang car tous les ensemencements ne se sont pas montrés fertiles. Il faut ajouter que plusieurs animaux, veaux, souris, inoculés avec le coccus du sang présentaient les mêmes lésions que les animaux précédemment inoculés avec le coccus des vaches de Hendon.

Klein considéra son streptocoque comme le microbe spécifique de la scarlatine.

Après Klein, Jamieson et Edington (1) (1887) entreprirent la recherche du microbe scarlatineux chez l'homme. Ils trouvèrent dans le sang et sur la peau des scarlatineux plusieurs bactéries, parmi lesquelles ils distinguèrent particulièrement un bacille et deux micrococques. Le bacille, dénommé par Edington, Bacillus scarlatinæ, lui parut être le microbe spécifique de la scarlatine. Les deux micrococques étaient un diplocoque (Diplococcus scarlatinæ) et un streptocoque (Streptococcus rubiginosus) qui paraît être le même que le streptocoque trouvé par Klein.

Les résultats de Jamieson et Edington furent presque immédiatement contestés, d'abord par Longhurst, puis par Smith qui trouva le bacillus scarlatinæ dans des cultures de sudamina de l'homme sain. Puis, la Société médico-chirurgicale d'Édimbourg ayant nommé une commission pour vérifier les expériences d'Edington, celle-ci infirma les assertions de cet auteur : le bacillus scarlatinæ n'était point

(1) Jamieson et Edington. Observations sur une méthode de prophylaxie et recherches sur la nature du contage de la scarlatine. *The British medical Journal* 11 juin 1887.

Et A. Edington. Nouvelle description du bacille de la scarlatine. *The British medical Journal*, 6 août 1887.

pathogène chez les veaux et sa présence sur la peau de l'homme n'était qu'accidentelle ; ce bacille n'est peut-être que le bacillus subtilis si répandu.

Si l'on résume l'ensemble des travaux que nous venons de signaler, on voit que tous les auteurs cités, depuis Frænkel et Freudenberg, ont signalé la présence, dans les cas de scarlatine, d'un streptocoque analogue au streptocoque pyogène.

Jamieson et Edington ne paraissent y avoir attaché aucune importance, pensant avoir trouvé dans leur bacillus scarlatinæ le microbe spécifique, ce qui fut montré inexact. Mais Klein avait nettement attribué le rôle pathogène au streptocoque qu'il avait décelé, et son opinion paraissait appuyée sur de sérieuses observations. Cependant cette opinion fut très vivement contestée par plusieurs auteurs dont les critiques ont paru longtemps décisives. Il n'est pas sans intérêt peut-être d'examiner ces critiques, car le procès fait à Klein mérite au moins d'être revisé.

Les objections faites à Klein ont été nettement exposées par Duclaux. Cet auteur, analysant dans les *Annales de l'Institut Pasteur* (1887) le travail de Klein, oppose principalement à sa conclusion le caractère différent des éruptions chez la vache et chez l'homme, et le caractère septique de la maladie inoculée. Il cite à ce propos le fait suivant rapporté par le D^r Cameron : « Un vacher, chargé de traire les vaches de Hendon alors qu'il avait au doigt une blessure récente éprouva au bout de deux ou trois jours de la faiblesse, du malaise et perdit l'appétit. Quatre ou cinq jours après, apparition d'une petite vésicule sur le doigt, suivie d'un certain nombre d'autres sur la main. Ensuite survint un gonflement et une inflammation des doigts et de la main qui s'étendit jusqu'au coude. Le tout dura une quinzaine. » Duclaux ajoute : « Dans ce cas d'inoculation directe, ce n'est pas une scarlatine qui s'est produite, c'est une *maladie septique* et on peut, si on veut, garder la conviction que le coccus de Klein comme le bacille d'Edington ont pénétré accidentellement dans le sang des scarlatineux, mais n'ont rien de commun avec le microbe spécifique de la scarlatine. »

En novembre 1887, Crookshank (1) et Brown observèrent dans un

(1) Crookshank. Communication faite à la Société de pathologie de Londres, 1887.

troupeau de vaches une épidémie analogue à celle que Klein avait décrite.

La maladie se caractérisait principalement par un gonflement douloureux de la tétine et par l'apparition sur cette tétine de pustules blanches qui se transformaient graduellement en ulcères. Chez les gens de la ferme, employés à traire les vaches, on nota à plusieurs reprises des ulcères semblables sur les mains. L'identité de cette épidémie et de celle des vaches de Hendon fut bien établie. Dans les deux cas l'éruption siégeait sur la tétine, se transmit d'un animal à un autre et aussi à l'homme ; elle put être propagée par inoculation ; elle s'accompagna d'une légère élévation de la température et de la desquamation des poils par plaques sur diverses régions du corps. Enfin, on a révélé dans les deux épidémies la présence du même streptocoque.

Or Crookshank ayant eu l'occasion d'observer chez un jeune garçon les débuts de la pustule, constata qu'elle présentait tous les caractères du cowpox de Jenner ; de plus, le malade ayant été admis à l'hôpital de Greenwich, les expériences d'inoculation démontrèrent qu'il s'agissait bien du cowpox. Si ce diagnostic avait pu rester si longtemps méconnu, c'est, ajoute Crookshank, parce que l'irritation causée par la traite de la vache avait transformé les pustules en ulcères rebelles qui ne guérissaient qu'au bout de quatre à cinq semaines. Quant au streptocoque de Klein, il ne paraît pas spécifique ; c'est probablement, suivant Crookshank, le même streptocoque que celui rencontré dans l'érysipèle, la fièvre puerpérale, la diphtérie, l'organisme malade pouvant se laisser pénétrer par des microbes qu'on retrouve dans le sang et les viscères mais qui ne présentent aucune importance au point de vue étiologique.

Il importe de remarquer que les objections de Duclaux et les observations qui ont paru décisives en leur temps, de Crookshank n'ont de valeur absolue contre l'opinion de Klein qu'à une condition, celle d'admettre a priori une certaine conception pathogénique de la scarlatine qui, pour être à l'heure actuelle l'hypothèse classique, n'est rien moins qu'incontestable.

**Théorie classique actuelle de la scarlatine.** — Le concept pathogénique classique de la scarlatine suppose que l'agent pathogène de cette fièvre éruptive est un microbe spécial, distinct de tous les autres microbes aujourd'hui connus, produisant la scarlatine et rien que la scarlatine, bref, un *microbe spécifique*. Elle suppose que ce microbe de la scarlatine est renfermé dans le sang et la peau et imagine généralement, qu'à la période de desquamation de la maladie, le microbe es entraîné par les squames épidermiques qui deviennent ainsi les agents les plus efficaces de la contagion scarlatineuse. Elle suppose enfin que la scarlatine prédispose remarquablement à l'infection secondaire par le streptocoque virulent qui envahit d'une façon à peu près constante la gorge, produit l'angine et devient l'agent ordinaire de la plupart des complications de la maladie. D'après ce concept unanimement adopté jusque dans ces dernières années et à peine ébranlé à l'heure actuelle la scarlatine est une infection sanguine par un microbe spécifique encore inconnu.

Quoique, en vérité, aucun auteur n'affirme sans réserve ces propositions, elles demeurent manifestement dans l'esprit de presque tous et tirent un crédit considérable de ce consensus général.

Mais quelle est la porte d'entrée du microbe scarlatineux ? Si, sur ce point, la plupart des auteurs sont muets, quelques-uns pourtant hasardent une timide hypothèse, tel Picot (1) : « La scarlatine se transmet probablement surtout par la voie respiratoire, car on peut contracter la maladie en respirant dans le voisinage d'un scarlatineux même sans le toucher. »

Il est bien certain que si l'on envisage avec ces idées préconçues les travaux de Klein, on est conduit naturellement à n'en faire aucun cas. Faire voir que le streptocoque de Klein n'est que le streptocoque vulgaire du pus, de l'érysipèle, et de la fièvre puerpuérale, suffit à démontrer qu'il n'est point l'agent de la scarlatine par cela seul qu'il n'est pas le microbe spécifique qu'on paraît être en droit d'exiger. L'observation de Cameron citée par Duclaux et l'assimilation faite par Crookshank des ulcérations de la vache au cowpox paraissent décisives contre l'interprétation de Klein.

Mais, dans ces dernières années, un certain nombre d'observations et de faits nouveaux, en apparence étrangers à l'étude de la scarlatine, ont été révélés qui éclairent, croyons-nous, vivement la pathogénie

(1) Picot. Art. Scarlatine. *Dictionnaire de médecine et de chirurgie pratiques* p. 512.

de cette affection ou conduisent tout au moins sur une piste nouvelle restée jusque-là méconnue.

En premier lieu, la bactériologie nous a montré que la plupart des maladies infectieuses qu'on avait cru tout d'abord être des maladies générales, des infections sanguines, n'étaient en réalité que des infections locales. En second lieu, beaucoup de réactions morbides de l'organisme qu'on avait cru tout d'abord devoir rapporter à l'action directe des micro-organismes présents dans l'organe affecté, ont dû, après plus ample examen, être rapportées à une action toxique exercée à distance par la diffusion des produits microbiens localement sécrétés. Enfin il a fallu bientôt reconnaître que plusieurs maladies, en apparence spécifiques (érysipèle, pneumonie, etc.), relevaient de microbes tout à fait communs dont l'action ne se montrait différente que parce qu'elle s'exerçait en un siège différent ou dans des conditions différentes.

De plus, plusieurs travaux ont paru, se rattachant plus directement à la question qui nous occupe et qui, sans viser d'ailleurs la scarlatine, mirent en évidence le point de départ local de certains érythèmes, leur origine toxi-infectieuse, et firent entrevoir le rôle plus particulièrement net à cet égard du streptocoque. Ces travaux, parmi lesquels il faut surtout citer ceux de Hutinel et Mussy, ont ouvert une voie spéciale qui conduit à une interprétation pathogénique nouvelle des fièvres éruptives et en particulier de la scarlatine,

**L'interprétation pathogénique nouvelle de la scarlatine.** — Cette interprétation pathogénique, nous l'avons exprimée à la Société de Biologie (1) en décembre 1893, dans les termes suivants : « 1° La scarlatine est une affection locale. 2° L'agent infectieux qui la produit est le streptocoque dans une de ses modalités virulentes. Dans la scarlatine commune, qu'on pourrait qualifier de scarlatine amygdalienne, le streptocoque se cultive dans les cryptes amygdaliennes et il sécrète vraisemblablement une toxine « érythémogène » dont la diffusion dans l'organisme produit l'éruption cutanée et muqueuse, à la façon de certaines substances toxiques connues. »

Il importe de disjoindre dans notre conception pathogénique de

(1) André Bergé. Sur la pathogénie de la scarlatine. *Comptes rendus de la Société de biologie*, 16 décembre 1893.

la scarlatine, les deux propositions distinctes qu'elle comprend.

La *première* a trait à l'origine locale, amygdalienne, de la scarlatine. D'après elle, la scarlatine ordinaire doit être considérée comme un érythème infectieux particulier relevant d'une infection locale des amygdales.

La *seconde* proposition vise la nature même de l'agent microbien qui est la cause de cette amygdalite et qui produit en même temps l'éruption. Nous espérons montrer qu'un ensemble imposant d'arguments de divers ordres désigne nettement le streptocoque comme l'agent de l'infection locale scarlatineuse.

Avant nous, un certain nombre d'auteurs ont exprimé sur la pathogénie de la scarlatine une opinion plus ou moins rapprochée de la nôtre. Il nous importe de le rappeler.

En 1891, le professeur Jaccoud, à propos d'un cas d'érysipèle survenu au cours d'une scarlatine, concluait dans une leçon clinique qui a été publiée (1) : « Cette observation est un exemple typique de la parenté bactériologique qui unit la scarlatine à l'érysipèle. Bien que nous n'en soyons autorisés à conclure que le micro-organisme, encore peu connu de la scarlatine, soit un streptocoque proche parent des streptocoques mieux étudiés de la suppuration et de l'érysipèle, nous pouvons au moins affirmer la fréquence de la coexistence de ces divers agents infectieux. »

En 1892, Achalme (2), dans sa thèse sur l'érysipèle, dans laquelle il rapporte deux observations intéressantes de coexistence de scarlatine et d'érysipèle, émet en un endroit, les réflexions suivantes : « Les travaux de bactériologie qui se sont répétés sur cette question (streptocoque et scarlatine), entre autres ceux de Klein, Kurth, Löffler, Frænkel et Freudenberg, Babès, Marie Raskin, Lenhartz, d'Espine et Marignac, Wurtz et Bourges, Mosny, ont permis d'attribuer au streptocoque la plupart des accidents locaux de la scarlatine : angines rouges, angines pultacées, angines pseudo-membraneuses, phlegmon, septicémie, pyohémie, néphrite, broncho-pneumonie, otites, etc., etc. On se demande même ce qui doit rester au microbe inconnu de la scarlatine, surtout si l'on tient compte de la propriété du strepto-

(1) JACCOUD. *Gazette des hôpitaux*, 18 juin 1891.

(2) ACHALME. *Considérations pathogéniques et anatomo-pathologiques sur l'érysipèle, ses formes et ses complications*. Thèse Paris, 1892.

coque, qui est capable, dans certaines conditions exceptionnelles, de provoquer une éruption scarlatiniforme, ainsi que nous espérons le démontrer plus loin. »

Mais l'auteur qui a exprimé le plus explicitement l'hypothèse du rôle scarlatinogène du streptocoque est Fiessinger (1) d'Oyonnax. Cet auteur, auquel n'ont point échappé les arguments qu'on peut tirer de la présence habituelle du streptocoque dans les complications de la scarlatine non plus que des rapports de la scarlatine et de l'infection puerpérale, a surtout fondé cette hypothèse sur les analogies de la scarlatine et des érythèmes infectieux scarlatinoïdes. Fiessinger a exprimé cette opinion, qu'il serait naturel de considérer le streptocoque non pas comme un agent d'infection secondaire, mais comme l'agent même de la scarlatine, puisqu'il est reconnu comme la cause de la plupart des lésions de cette maladie et que plusieurs travaux récents (Hutinel, Mussy) ont mis en lumière son rôle probable dans la production des érythèmes scarlatinoïdes. Mais il ne paraît pas que Fiessinger se soit préoccupé du siège précis de l'infection scarlatineuse ou de la porte d'entrée du microbe dans l'organisme.

Sur ce point, quelques auteurs, sans émettre d'hypothèse sur la nature de l'agent scarlatineux, ont exprimé depuis longtemps l'opinion que la gorge et même les amygdales (Miller) pouvaient bien être la porte d'entrée de la maladie. Mais c'est surtout jusqu'ici Walter Dowson (2) (de Bristol) qui a soutenu cette opinion et l'a appuyée d'arguments dignes d'attention.

Dowson invoque, en effet, en faveur de l'origine amygdalienne de la scarlatine, les arguments suivants : présence constante de l'amygdalite dès le début de la scarlatine — existence de cas de scarlatine fruste réduite à l'angine — absence de l'amygdalite dans les cas présentés comme scarlatine puerpérale et chirurgicale — réapparition de l'amygdalite dans les rechutes de scarlatine — existence de déformations amygdaliennes chez les personnes qui ont eu la scarlatine. Dowson émet l'hypothèse que le virus scarlatineux est un poison microbien sécrété dans les amygdales malades.

On a vu par notre communication à la Société de biologie que nous partageons à la fois les idées de Fiessinger et de Dowson.

(1) Fiessinger. Les érythèmes scarlatinoïdes. *Semaine médicale*, 8 juillet 1893.

(2) Walter Dowson. The local lesion of scarlet fever. *Pathological Society of London*, 21 novembre 1893.

Il nous convient maintenant de revenir un instant sur quelques-uns des travaux cités plus haut, notamment sur ceux de Power et de Klein et de montrer que les conclusions de ces auteurs sont précisément en parfaite concordance avec notre théorie pathogénique de la scarlatine. Pour n'être pas en faveur de cette théorie un appoint de grande valeur, la mention de cet accord ne saurait cependant être omise.

Il est aisé d'interpréter les faits de Power et de Klein, tels que ces auteurs les ont observés. Il se trouve même que les critiques de Crookshank et celles de Duclaux comblent en faveur de la conclusion de Klein, quelques lacunes de son travail. En effet, si Crookshank a démontré que la maladie des vaches de Hendon était le cowpox, il a en outre fait remarquer que les ulcérations consécutives à la rupture des pustules étaient infectées par le streptocoque. Par conséquent, si l'on accepte le rôle scarlatinogène, dans certaines conditions, du streptocoque au niveau des amygdales, on s'explique aisément que le lait des vaches de Hendon ait pu provoquer l'épidémie observée par Power. On ne s'explique pas moins bien l'inflammation septique survenue à la main, chez le vacher cité par Cameron, et les résultats des inoculations pratiquées par Klein sur les animaux. Car ce sont là simplement des preuves de la virulence du streptocoque trouvé par Klein.

Nous n'insisterons pas davantage sur cette concordance entre les conclusions anciennes de Klein et de Power et l'interprétation nouvelle ; il est trop évident qu'il serait puéril d'en exagérer l'importance.

Il nous importe seulement de remarquer en terminant que, depuis le travail de Klein, un nombre considérable d'observateurs ont signalé la présence du streptocoque soit dans le sang, soit dans les organes, soit dans l'urine, soit dans la gorge, soit dans les lésions les plus variées de la scarlatine. Mais aucun de ces auteurs, sauf cependant Kurth (1), puis d'Espine et de Marignac (2) qui pensent avoir révélé un streptocoque spécial, n'a cru pouvoir attribuer à ce micro-organisme le rôle d'agent pathogène dans la scarlatine.

(1) Kurth. *Arbeiten aus dem R. Gesundheitsamt*, 1893.

(2) D'Espine et de Marignac. *Arch. de méd. expérim.*, 1892, p. 458. Comptes rendus de l'Académie des sciences, 1895.

## CHAPITRE II

### Objections à la théorie pathogénique classique de la scarlatine.

Nous nous sommes expliqué sur ce que nous entendons par la théorie classique de la scarlatine, c'est-à-dire l'ensemble des idées généralement admises actuellement sur la pathogénie de cette fièvre éruptive.

A notre avis, cette théorie pathogénique de la scarlatine, d'une part, présente des lacunes importantes et, d'autre part, se montre passible d'objections très sérieuses. Nous allons mettre en évidence ces objections et ces lacunes. Mais en même temps, par une toute naturelle contre-partie, nous ferons valoir brièvement en faveur de notre théorie pathogénique la remarquable facilité avec laquelle elle élude les premières et fait disparaître les secondes.

**Nécessité d'admettre une porte d'entrée ou un siège local de l'infection scarlatineuse.** — Du moment que l'on admet que la scarlatine est une maladie microbienne, ce qui ne fait de doute pour personne, on est bien obligé de supposer à son microbe une porte d'entrée dans l'organisme. Qu'on le suppose diffusé dans le sang, comme on l'admet généralement, ou localisé dans un viscère, la nécessité est la même. Or, sur ce point important, les auteurs sont muets ou ne risquent que de timides hypothèses, tel Picot écrivant (1) : « La scarlatine se transmet probablement surtout par la voie respiratoire... »

On peut dire que l'absence de notion sur la porte d'entrée du microbe scarlatineux, quel qu'il soit, est la lacune capitale de la théorie classique de la scarlatine.

Il est bien évident que le microbe scarlatineux, quelle que soit sa

(1) Picot. Art. Scarlatine. *Dictionnaire de médecine et de chirurgie pratiques*, p. 512.

localisation définitive sanguine ou viscérale, venant de l'extérieur, ne peut envahir l'organisme qu'en pénétrant au niveau de ses frontières, c'est-à-dire au niveau de la peau ou d'une muqueuse. De plus, il y a de fortes présomptions pour que cette porte d'entrée, si elle siège en un point accessible, puisse être signalée par quelque lésion apparente.

Sur ce point, les données de la pathologie générale infectieuse sont formelles : « En pathologie humaine, on ne voit qu'exceptionnellement l'infection prendre tout de suite un caractère généralisant et une forme septicémique (1). » Suivant une interprétation classique, la défense de l'organisme contre le microbe commence, sauf les cas exceptionnels de réceptivité maxima ou d'inoculations massives, dès qu'il a franchi sa frontière. On peut donc dire que la grande probabilité d'une réaction locale au niveau du point de pénétration du microbe scarlatineux dans l'organisme se fonde sur les notions les plus banales et les plus assurées de la pathologie générale infectieuse. Presque toutes les maladies infectieuses obéissent à cette loi, d'après laquelle le microbe pathogène doit, marquant ainsi sa première étape dans l'organisme, entraîner tout d'abord en son lieu d'inoculation, une réaction locale plus ou moins vive et due précisément à l'exercice immédiat de ses propriétés pathogènes. Est-il besoin de citer les lésions locales initiales du charbon, des divers microbes de la suppuration, de la tuberculose, de la syphilis et les lésions locales de la diphtérie, de l'érysipèle, de la pneumonie, etc., au niveau desquelles le microbe cultive sans infecter l'organisme, en agissant seulement à distance par les toxines qu'il sécrète? S'il y a des exceptions à cette loi que nous invoquons, elles sont rares, et peut-être plus qu'on ne le croit généralement.

Pour la tuberculose, par exemple, il est de notion courante que le bacille de Koch peut traverser une muqueuse saine sans provoquer de tubercule, brûlant ainsi en quelque sorte la première étape de son invasion pour se fixer immédiatement dans les ganglions correspondants aux points de pénétration. C'est là que tout d'abord il pullule et provoque ses réactions habituelles. Nous avons fait, aux Enfants-Assistés, de nombreuses recherches sur ce point spécial, à

(1) GIRODE. Maladies microbiennes en général. *Traité de médecine et de thérapeutique de Brouardel, Gilbert et Girode*, 1895.

l'instigation de notre maître, M. le Dr Hutinel. Or jamais nous n'avons constaté de tuberculose ganglionnaire du médiastin sans découvrir dans le poumon la lésion vraisemblablement initiale sous la forme d'un noyau tuberculeux plus ou moins ancien. Dans quelques cas, il faut le dire, cette lésion initiale se bornait à un minime nodule enfoui dans le parenchyme ; il fallait, pour le découvrir, de longues et très minutieuses recherches. Nous ne doutons pas que la lésion primitive eût pu échapper à des observateurs très soigneux, mais moins confiants dans l'existence assurée de cette lésion locale. Sans doute, nous nous garderions bien de nier la pénétration du bacille tuberculeux sans lésion locale ; nous sommes seulement en droit de penser que cela doit être un fait relativement rare.

Quelques personnes, si l'on applique à la scarlatine, comme nous allons le faire, la loi que nous venons d'exposer, seront naturellement tentées d'objecter l'absence de porte d'entrée connue de plusieurs maladies évidemment infectieuses : rougeole, coqueluche, etc. Outre qu'on ne saurait s'éclairer que des faits bien connus, nous pensons précisément qu'il faut voir dans l'affection primitive des premières voies respiratoires au début de la rougeole et de la coqueluche par exemple, un argument sérieux en faveur de cette opinion, que ces voies représentent la porte d'entrée, voire même très probablement l'habitat local du microbe de ces maladies. Mais ce sont là de simples suppositions dont les éléments confirmatifs sont encore à recueillir, et il serait aussi inconséquent de notre part de les invoquer à l'appui de notre théorie de la scarlatine qu'il le serait de la part de nos contradicteurs de nous opposer l'incertitude dans laquelle on demeure encore à leur sujet.

En somme, si nous appliquons à la scarlatine les lois qui ont été déduites de l'étude des maladies infectieuses les mieux connues dans leur étiologie, nous sommes naturellement amené à désigner comme porte d'entrée du microbe de cette affection, une région siégeant sur les frontières de l'organisme, signalée par l'existence d'une réaction locale plus ou moins prononcée, et dont la lésion marquant la première étape de l'agent pathogène, devra être chronologiquement la première parmi tous les autres accidents morbides.

Rencontre-t-on précisément dans la scarlatine une région satisfaisant à ces conditions élémentaires ? Il suffirait de se borner à la lecture des descriptions classiques de la scarlatine pour répondre affirmativement à cette question. Pour nous, qui avons observé de nombreux scarlatineux, enfants et adultes, soit dans les hôpitaux, (à l'hospice des Enfants-Assistés, à l'hôpital Trousseau, aux baraquements d'Aubervilliers), soit dans la clientèle civile, où l'on peut mieux apercevoir le début des accidents, nous nous sommes maintes fois assuré que les amygdales remplissent toutes les conditions requises pour être désignées, par application logique des lois classiques, comme la porte d'entrée de l'agent scarlatineux. En affirmant que l'amygdalite scarlatineuse constitue la lésion initiale de la scarlatine et marque la première étape de l'infection scarlatineuse, nous comblons correctement une importante lacune de la théorie classique.

**Objections à l'hypothèse de l'habitat sanguin et cutané du microbe scarlatineux.** — Une autre objection qui peut être faite à la théorie classique, vise la façon dont elle comprend le mode de production de l'éruption. Là-dessus, je crois bien qu'il n'est pas sans exister déjà maintenant quelques divergences entre les auteurs, et c'est, ainsi que nous l'avons déjà fait observer, par une fiction nécessaire à la clarté de notre exposé que nous groupons en un corps homogène de doctrine sous le titre imparfait de « théorie classique », l'ensemble des opinions communément professées sur la scarlatine.

Il nous faut naturellement présenter nos objections en face de chacune des propositions de cet ensemble, sans méconnaître toutefois qu'il n'y a pas actuellement, parmi les auteurs, unanimité pour les admettre. Relativement au point spécial que nous envisageons maintenant, une certaine évolution dans les idées s'est faite, préparée d'ailleurs de longue date. L'opinion relative à l'origine toxique des érythèmes infectieux a gagné beaucoup de terrain au fur et à mesure que s'est multipliée la liste des lésions infectieuses susceptibles d'être rapportées non pas au microbe lui-même, mais à ses toxines. Pour ce qui est de l'éruption scarlatineuse, l'idée de son origine toxique a certainement hanté beaucoup de cliniciens ; on peut trouver son expression écrite dans Trousseau notamment, et tout dernièrement dans le travail de Dowson.

Néanmoins l'opinion générale qui attribue l'érythème scarlatineux à l'action directe ou presque directe d'un microbe spécifique diffusé dans le sang et dans la peau, est loin d'avoir perdu tout son crédit, qu'elle doit surtout d'ailleurs au fait bien avéré de la contagiosité des squames.

Or cet habitat sanguin et cutané du microbe scarlatineux ne peut être que difficilement admis pour plusieurs raisons.

En premier lieu, il est bien reconnu aujourd'hui que les maladies infectieuses qui peuvent être attribuées à une infection presque immédiate et prédominante du sang sont l'exception par rapport aux infections locales, la septicémie étant plutôt un accident au cours de ces maladies infectieuses locales. Il est donc par cela seul déjà bien téméraire de classer la scarlatine (1) dans ce groupe d'exception. Il faut convenir qu'il est assurément moins risqué d'en faire, suivant notre opinion, une maladie locale comparable à la diphtérie, avec laquelle elle a d'ailleurs tellement de points de contact et d'affinités.

En second lieu, puisqu'il s'agit surtout, dans l'espèce, d'expliquer la pathogénie d'un érythème, c'est aux connaissances actuellement acquises sur la pathogénie des érythèmes qu'il est logique de recourir. Or, là-dessus, la notion la plus assurée peut-être est celle de l'origine toxique et médicamenteuse d'un grand nombre de variétés d'érythèmes, parmi lesquels notamment figure l'érythème scarlatiniforme. L'ingestion, l'absorption par certaines régions de la peau et des muqueuses de toxiques divers (belladone, mercure, etc.), peut réaliser une éruption scarlatiniforme. Il suffit donc, semble-t-il, d'arriver à la connaissance aujourd'hui acquise des toxines microbiennes localement sécrétées pour bien comprendre ce type des maladies infectieuses à érythème : la scarlatine. L'hypothèse jusqu'ici acceptée de l'action directe ou presque directe du microbe scarlatineux siégeant dans la peau doit donc paraître peu vraisemblable par ce fait même qu'elle

(1) Qu'on veuille bien remarquer que cette observation n'est pas moins justifiée si on l'applique à quelques autres maladies à microbe inconnu, par exemple à la rougeole. Au surplus, on observera dans le courant de ce mémoire, que beaucoup de considérations invoquées au sujet de la pathogénie de la scarlatine sont évidemment applicables à la pathogénie de la rougeole. Ce fait ne nous a pas échappé et si nous n'en faisons point mention, c'est que, pour le moment, nous n'avons point réuni, comme nous pensons l'avoir fait pour la scarlatine, un ensemble cohérent d'arguments susceptibles d'entraîner la conviction.

n'est pas conforme aux données scientifiques nouvelles sur les érythèmes en général et les érythèmes infectieux en particulier. Il est difficile de comprendre pourquoi, tandis que l'on n'hésite pas à expliquer la plupart des érythèmes infectieux par l'effet angio-névrotique de certains poisons microbiens localement sécrétés, on recule devant l'application logique de cette conception à la scarlatine, dont la lésion locale toxigène est, nous le verrons, si apparente au niveau des amygdales.

Il est probable que l'une des raisons principales de cette hésitation gît dans l'idée commune que l'on se fait du mode d'infection des squames.

**Objections à l'opinion commune sur le mode d'infection des squames.** — A vrai dire, ce n'est pas une théorie nettement exprimée que nous visons là, mais plutôt une idée vague que l'on devine dans la pensée du plus grand nombre des auteurs et qui se relie naturellement à l'hypothèse de l'habitat sanguin et cutané du microbe scarlatineux. Il paraît, en effet, très simple de supposer que, si cet agent pathogène siège dans la peau, il peut s'échapper facilement avec les squames épidermiques qui sont une émanation de cette peau infectée. C'est, de toutes façons, une hypothèse à envisager.

Cette hypothèse a contre elle les arguments que nous venons d'opposer à l'opinion de l'habitat sanguin et cutané du microbe.

Elle a contre elle la plupart des résultats obtenus par l'examen bactériologique de la peau et du sang des scarlatineux. Dans ces derniers temps, notre collègue et ami, Charles Nicolle, a bien voulu nous communiquer le résultat de recherches inédites qu'il a faites sur ce sujet à l'hôpital Trousseau. Il a examiné très minutieusement des fragments de peau de trois enfants scarlatineux du service de M. Legroux. Les coupes ont été pratiquées à l'aide de l'excellente méthode d'inclusion de la peau qu'il a exposée dans sa thèse (2) et ont été colorées par diverses méthodes et en particulier par la nouvelle méthode (mordançage au tannin) si remarquablement révélatrice des microbes sur coupes, imaginée par Maurice Nicolle (3). Tous les examens ont été absolument négatifs.

(1) Achalme. Thèse, Paris, 1893, p. 109.
(2) Charles Nicolle. Thèse, Paris, 1894.
(3) Maurice Nicolle. *Annales de l'Institut Pasteur*, 1893.

Quant à nous, nous avons pratiqué 11 fois l'examen bactériologique du sang des scarlatineux aux diverses périodes de la maladie, et comme tant d'autres avant les nôtres, ces examens ont été absolument négatifs. Force est donc de se décider entre l'une de ces deux conclusions : ou bien le microbe scarlatineux n'est pas révélable par nos procédés actuels d'investigation, ou bien il n'y a pas habituellement de microbe dans le sang et la peau des scarlatineux. Nous verrons plus tard comment l'ensemble des données actuellement acquises sur la scarlatine incite à se prononcer en faveur de la seconde conclusion.

De plus, l'exemple de l'érysipèle, qu'on peut considérer comme un type d'infection dermique, d'une grande richesse en microbes, n'est pas fait pour encourager dans l'opinion admise. Malgré cette grande abondance du streptocoque, il ne semble pas, d'après les recherches d'Achalme, que le passage du microbe de la profondeur à la surface de l'épiderme soit bien facile ; car, vingt-deux essais de cultures de squames d'érysipèle sont restés négatifs et dix essais d'inoculation aux animaux n'ont donné qu'un résultat positif. Si Achalme fort impressionné, semble-t-il, par les faits cliniques qui prouvent simplement la contagiosité des squames, sans en indiquer le mécanisme, dit avoir été assez heureux pour pouvoir constater de visu sur des coupes colorées, le passage des éléments microbiens à travers les couches épidermiques, il avoue lui-même ne pouvoir considérer ce fait comme constant, car il n'a pu le retrouver sur de nombreuses autres coupes. Et encore faut-il ajouter qu'on ne saurait être absolument convaincu de la réalité de cette migration intra-épidermique des streptocoques d'après la planche qu'il lui a consacrée.

Enfin nous n'hésitons pas à déclarer que la connaissance aujourd'hui acquise du rôle des épithéliums comme obstacle aux passages microbiens nous paraît constituer un argument sérieux à l'encontre de la migration intra-épidermique supposée du microbe scarlatineux.

Si nous opposons maintenant à la théorie classique les propositions déjà énoncées de la théorie nouvelle, quelques lignes suffiront pour montrer qu'elle ne saurait être passible des mêmes objections. L'hypothèse de la scarlatine, maladie locale des amygdales, explique la production de l'érythème scarlatineux par l'effet des toxines localement sécrétées du microbe scarlatineux, élude la difficulté d'admettre le passage de ce microbe à travers la peau pour infecter les squames (1) et rend compte des résultats ordinairement négatifs de l'examen bactériologique du sang et des coupes de peau.

Poursuivons notre procès des idées en cours ; nous allons découvrir contre elles d'autres griefs aussi sérieux.

**Objections à l'opinion qui fait de l'angine scarlatineuse le résultat d'une infection secondaire.** — *Embarras relatif au classement de l'angine.* — Quand on lit les traités classiques les plus récents, on est frappé de l'embarras des auteurs au sujet de la place à donner à l'angine parmi les accidents de la scarlatine. Est-ce une manifestation scarlatineuse? Est-ce une infection secondaire? Est-ce un symptôme ou une complication? Tant que l'on n'a eu pour effectuer ce classement délicat que les donnés de l'observation clinique, on a fait de l'angine une manifestation scarlatineuse, un symptôme de la maladie, en n'exceptant de cette interprétation que certaines formes graves d'angine et notamment l'angine pseudo-membraneuse, au sujet de laquelle se sont produites de longues divergences d'opinions. Mais les travaux bactériologiques récents, en éclaircissant certaines questions, ont aussi jeté une certaine confusion, un certain embarras dans l'interprétation de l'angine scarlatineuse. Les travaux de Babès, Lenhartz, Marie Raskin, Wurtz et Bourges, Bourges, en faisant connaître les uns, la nature streptococcique des principales complications de la scarlatine (adénites, otites, etc.), les autres, la nature probablement streptococcique non seulement de l'angine pseudo-membraneuse mais même de l'angine simple ou érythémateuse, c'est-à-dire de l'angine commune de la scarlatine, tous ces travaux, dis-je, déterminèrent naturellement à classer l'angine de la scarlatine parmi les complications de la maladie et à en faire une infection secondaire, streptococcique, surajoutée à la maladie principale et pouvant à son tour devenir le point de départ de la plupart des autres accidents de la scarlatine.

Néanmoins, aucun auteur n'a osé aller jusqu'au bout de cette opinion ; nul n'a rayé complètement l'angine scarlatineuse des manifestations propres à la maladie pour la reléguer exclusivement au chapitre des complications. Alors il semble s'être établi une sorte de

(1) Nous verrons au chapitre VI de quelle manière fort simple peut s'expliquer la contagiosité des squames.

compromis tacite par suite duquel l'angine, décrite d'abord une première fois au chapitre des symptômes, est reprise dans une nouvelle description au chapitre des complications ou plutôt des infections secondaires. Il nous appartient, sans critiquer le moins du monde le plan adopté par les auteurs que nous visons, de faire ressortir précisément l'embarras légitime dans lequel ils ont dû se trouver pour concilier les données bactériologiques nouvelles avec les idées adoptées depuis si longtemps relativement à la pathogénie probable de la scarlatine.

*Antériorité chronologique de l'angine.* — Il est une contradiction plus frappante encore. La clinique nous apprend que dans la scarlatine l'angine (1) est pour ainsi dire toujours le phénomène initial de la maladie. L'éruption ne survient qu'après un certain intervalle de temps parfois très notable. Or ce fait capital de l'évolution clinique de la scarlatine que notre théorie respecte et interprète si aisément, voyons comment l'apprécie l'opinion classique.

Autrefois, l'angine étant considérée comme une manifestation proprement scarlatineuse au même titre que l'éruption, on se contentait de constater qu'elle était dans l'évolution de la maladie le premier phénomène en date sans toutefois pouvoir expliquer pourquoi. C'était une lacune dans la théorie, et voilà tout.

Mais aujourd'hui qu'il y a en faveur de la nature streptococcique de l'angine scarlatineuse les plus fortes présomptions (2), si l'on persiste à voir dans cette angine le résultat d'une infection secondaire, on se heurte sinon à des impossibilités absolues, au moins à des invraisemblances choquantes.

Est-il admissible qu'une maladie puisse débuter d'une façon régulière et constante par une complication due à une infection secondaire ?

*Importance de l'angine.* — Est-il admissible que l'on puisse con-

(1) Dans toutes ces considérations, nous employons à dessein le terme général d'angine, comme le font tous les auteurs aux travaux et aux interprétations desquels nous faisons allusion, mais nous montrerons prochainement l'importance trop méconnue qu'il y a à disjoindre l'angine scarlatineuse en ses deux éléments : l'amygdalite et l'énanthème bucco pharyngé.

(2) Nous verrons, en effet, que ces présomptions ne sont pas seulement fondées sur la présence du streptocoque au niveau des lésions bucco-pharyngées, mais sur tout un ensemble de faits concordants.

sidérer comme une infection secondaire la lésion autour de laquelle gravitent en quelque sorte tous les autres phénomènes de la scarlatine, dont l'intensité indique, sauf exceptions rares, le degré de gravité de la maladie, et à l'évolution de laquelle se lie étroitement l'évolution parallèle des principaux symptômes généraux (fièvre, etc.) ?

*Constance de l'angine.* — Est-il admissible que l'on puisse considérer comme une infection secondaire cette lésion qui est la plus constante de la scarlatine ordinaire ?

*Scarlatine angineuse fruste.* — Peut-on considérer comme infection secondaire la lésion qui peut à elle seule, dans certains cas, constituer toute la maladie

Aucune de ces objections n'est décisive, je le sais. Avec des détours, des distinctions subtiles, quelques comparaisons aussi, on peut s'en tirer, je l'accorde. Il n'empêche cependant qu'un tel ensemble d'invraisemblances à l'encontre de la théorie classique méritait, il nous semble, d'être relevé. Et il nous parait bien difficile d'accepter sans regimber une théorie qui, étant donnée la relation de l'angine et de l'éruption dans la scarlatine, après avoir accepté le streptocoque comme agent pathogène de l'angine, suppose encore un autre agent, spécifique pour l'éruption en particulier, et fait ainsi d'une seule maladie si commune la résultante de l'action parallèle et constante de deux microbes différents.

**Objection tirée de la bactériologie des accidents de la scarlatine.** — Il importe encore de faire observer ici combien sont défavorables aux dogmes classiques sur la scarlatine l'ensemble des recherches effectuées depuis une huitaine d'années. On a fait voir, que presque toutes les lésions qui surviennent au cours de la scarlatine sont dues au streptocoque, de telle sorte que le prétendu microbe spécifique de la scarlatine s'est trouvé peu à peu et successivement dépossédé de tous ses attributs. L'érythème et quelques phénomènes généraux pour lesquels d'ailleurs on peut aisément se dispenser de sa présence (puisqu'ils ne diffèrent guère de ceux qu'on rencontre dans diverses infections streptococciques, l'infection puerpérale entre autres), tels sont les seules réactions qu'on puisse aujourd'hui attribuer au prétendu microbe spécifique de la scarlatine. Aussi, lorsque j'aurai observé que des observations diverses ont mis en évidence le rôle hautement érythémogène du streptocoque dans certaines conditions et notamment en cultures locales au niveau de certaines lésions bucco-pharyngées, j'aurai suffisamment fait voir qu'il est théoriquement illogique de faire intervenir dans la pathogénie de la scarlatine un microbe spécifique insaisissable alors qu'on a sous la main un microbe bien visible, apte à rendre compte, par la nature de ses réactions connues, de toutes les lésions qu'il s'agit d'expliquer.

**Objection tirée de l'existence des érythèmes scarlatinoïdes.** — Quel médecin n'a pas été frappé du nombre des cas ambigus, douteux, qui établissent une transition manifeste entre la scarlatine et les érythèmes infectieux? Que de fois, en présence de ces cas d'érythèmes scarlatinoïdes, le diagnostic reste en suspens, ou ne se détermine que pour d'infimes raisons? Or, l'existence si fréquente de ces cas ambigus, montre bien que, suivant l'opinion nettement exprimée par Fiessinger, la scarlatine ne saurait être isolée dans ce type immuable qui, dans l'esprit de beaucoup de médecins, est la raison principale de leur croyance inébranlable en sa spécificité. Il faut reconnaître que cette croyance à la spécificité, en « creusant autour de la scarlatine un fossé qu'il est interdit aux érythèmes de franchir (1) », n'est pas faite pour rendre facile l'interprétation de tous ces cas intermédiaires si fréquents.

Qu'on ne croie pas épuisée la liste des objections dont la théorie classique de la scarlatine est passible. Nous aurons, dans le courant de ce travail, à en relever bien d'autres. Mais nous en avons assez dit pour le moment, pour faire admettre que, lorsqu'une théorie pathogénique soulève d'aussi nombreuses et importantes difficultés, il est bien permis de douter qu'elle soit l'expression de la vérité, et bien légitime par conséquent de chercher à lui substituer une nouvelle interprétation plus compréhensive et plus conforme aux données de la science actuelle.

(1) Fiessinger. Les érythèmes scarlatinoïdes. *Semaine médicale*, 8 juillet 1893.

# CHAPITRE III

## Scarlatine amygdalienne.

### L'AMYGDALITE SCARLATINEUSE

« Angine » telle est la dénomination classique sous laquelle on désigne communément l'ensemble des lésions bucco-pharyngées de la scarlatine.

Pour les anciens, l'angine de la scarlatine était une manifestation gutturale scarlatineuse. Pour les contemporains (1), c'est une infection surajoutée, secondaire, par un microbe différent du microbe scarlatineux, par le streptocoque. A son début sans doute, ce n'est peut-être qu'une éruption muqueuse, mais cette éruption s'aggrave et se complique très rapidement par l'invasion constante du streptocoque. Telles sont les notions qui résultent apparemment de toutes les descriptions classiques actuelles de l'angine scarlatineuse.

**Distinction de l'amygdalite scarlatineuse et de l'énanthème bucco-pharyngé.** — Disons-le tout de suite, ce n'est pas ainsi que nous est apparue l'angine de la scarlatine. Le terme trop général et trop vague « d'angine » appliqué à l'état pathologique de la gorge dans la scarlatine consacre à notre avis une confusion regrettable entre deux lésions très distinctes : *l'amygdalite scarlatineuse* et *l'éruption ou énanthème bucco-pharyngé*.

Il est constant que cette distinction est presque toujours négligée par les auteurs. La plupart sans doute décrivent très exactement *l'énanthème bucco-pharyngé* (rougeur diffuse, précoce des amygdales, du voile du palais et de la bouche, et rougeur suivie de des-

(1) Il n'est pas douteux toutefois qu'il y ait encore des contemporains qui en sont restés, pour d'excellentes raisons d'ailleurs, à l'opinion ancienne.

quamation de la langue), comme une lésion faite d'œdème et de congestion, que l'on assimile très justement à l'éruption cutanée.

La lésion qui reste habituellement méconnue ou mal interprétée, c'est *l'amygdalite*. On peut remarquer que le terme d'amygdalite n'est même presque jamais appliqué aux lésions amygdaliennes de la scarlatine. S'il est question toujours de congestion et de tuméfaction des amygdales, d'exsudats pultacés à leur surface, jamais pour ainsi dire, ne perce, dans les descriptions les mieux faites, l'idée d'une inflammation autonome et primitive de ces organes dans la scarlatine. Le terme *d'angine pultacée* vient désigner tout cet ensemble de lésions qui, dans l'interprétation commune, représentent l'effet d'une sorte de redoublement de l'éruption au niveau des tonsilles et d'aggravation secondaire de cet état par le streptocoque.

En réalité, *énanthème bucco-pharyngé* et *amygdalite* sont, dans l'angine scarlatineuse, deux éléments nettement distincts, tellement distincts que chacun d'eux peut, dans certaines circonstances, exister sans l'autre.

Dans la scarlatine ordinaire, il arrive assez fréquemment que, tandis que l'amygdalite accompagnée de ses exsudats pultacés est très manifeste, l'énanthème bucco-pharyngé se réduit à fort peu de chose : une rougeur à peine appréciable au pourtour des amygdales, et un peu de rougeur et de desquamation de la pointe de la langue et de ses bords. Nous avons observé nous-même plusieurs cas de ce genre. Il est plus exceptionnel, mais non moins certain cependant, que l'énanthème bucco-pharyngé peut être totalement absent. Nous en avons recueilli une observation (obs. 8) bien nette. Il s'agissait d'un enfant de six ans, venant d'un milieu infecté de scarlatine et présentant une éruption cutanée scarlatineuse peu intense, mais très caractérisée sur le tronc et les membres, accompagnée de miliaire. Il n'y avait aucun énanthème. L'amygdalite, d'ailleurs peu intense, était cependant rendue manifeste par une légère tuméfaction des amygdales, sans exsudats apparents et l'existence d'un engorgement notable des ganglions angulo-maxillaires (1).

La dissociation des deux éléments constituants de l'angine scarlatineuse est surtout évidente et fréquente dans deux variétés de scarlatine que nous étudierons plus loin : la scarlatine puerpérale et la

(1) Ce cas a été rapporté à la Société de Biologie en décembre 1893.

scarlatine chirurgicale. Dans un certain nombre de cas de ces deux formes si intéressantes de scarlatine, nous avons acquis la conviction d'après les descriptions et les observations de divers auteurs, et nous avons aussi constaté par nous-même qu'un énanthème bucco-pharyngé pouvait exister en l'absence de toute amygdalite C'est probablement dans ces cas que les observateurs qualifient l'angine, d'angine légère ou insignifiante. C'est, en effet, une angine scarlatineuse réduite à l'énanthème. Il nous sera bien permis d'invoquer ces exemples, sous la réserve d'une démonstration que nous ferons plus loin de l'identité de la scarlatine commune et des scarlatines puerpérale et chirurgicale.

Quoi qu'il en soit de ces derniers faits, cette seule circonstance, qu'une telle dissociation complète ou incomplète peut se présenter, quoique très rarement, dans la scarlatine commune, suffit à justifier la distinction de l'amygdalite et de l'énanthème dans l'angine scarlatineuse.

D'ailleurs, il suffit, en dehors de toute idée préconçue, d'examiner les deux lésions à la période d'éruption de la scarlatine, pour voir combien elles sont différentes. L'énanthème n'est qu'une congestion œdémateuse diffuse de la muqueuse bucco-pharyngée. L'amygdalite se caractérise, ainsi que nous allons le voir, outre la rougeur et la tuméfaction des tonsilles, par la production d'exsudats abondants à l'intérieur des cryptes amygdaliennes et à la surface, et parfois par l'existence d'érosions et d'ulcérations plus ou moins prononcées.

Nous attachons à la distinction de l'amygdalite et de l'énanthème bucco-pharyngé dans l'angine scarlatineuse une importance capitale.

Conformément à l'opinion classique, nous pensons que l'énanthème représente une éruption muqueuse tout à fait analogue à celle de la peau. Cette éruption muqueuse est un phénomène consécutif, un résultat de l'action du « virus scarlatineux » sur la peau et les muqueuses. Mais nous ne saurions partager l'opinion classique pour ce qui est de l'amygdalite.

Cette amygdalite n'est pas, suivant nous, l'effet d'une aggravation locale de l'éruption au niveau des amygdales, causée par une invasion streptococcique. Elle représente à nos yeux, suivant l'idée déjà exprimée par Dowson, la lésion locale initiale de la scarlatine, c'est-à-dire la lésion d'où résulte précisément l'énanthème muqueux et l'érythème cutané.

L'énanthème et l'amygdalite se superposent dans la gorge, mais sont de nature toute différente, le premier devant être considéré comme le résultat du développement primitif de la seconde.

Nous pensons que la justification d'une telle proposition peut déjà ressortir de la description des lésions amygdaliennes de la scarlatine. C'est pourquoi, nous fondant sur les descriptions classiques et aussi sur les multiples examens de gorge de scarlatineux que nous avons pratiqués, nous nous attacherons à décrire avec détails ces lésions dans leur nature et leur évolution.

## Description de l'amygdalite scarlatineuse.

Il est avéré que le début de la scarlatine régulière, commune, est marqué par une invasion à peu près simultanée de phénomènes généraux et de phénomènes locaux. Les phénomènes généraux sont, à l'intensité près, exactement ceux de l'amygdalite aiguë vulgaire. Ils surviennent brusquement et comprennent : une fièvre d'emblée élevée et des frissons, puis un ensemble de phénomènes infectieux divers liés à la fièvre, (vomissements, céphalalgie, courbature, anorexie, etc.).

Les premiers phénomènes locaux sont aussi ceux de l'amygdalite aiguë vulgaire. Cette amygdalite scarlatineuse précoce est, en effet, signalée dès le premier et le second jour de la scarlatine par ces trois signes constants : douleur de gorge notamment à la déglutition, rougeur et tuméfaction des deux amygdales, engorgement ganglionnaire, aux angles des mâchoires, des deux ganglions amygdaliens de Chassaignac.

Le mal de gorge, c'est là un fait indéniable, est un des premiers phénomènes de la scarlatine. Il est presque toujours au moins contemporain de l'invasion fébrile (1). Il s'est toujours montré l'un des premiers symptômes observés par tous les scarlatineux adultes que nous avons interrogés ; les malades l'ont tous ressenti dès le premier jour, dès même la première heure, pourrait-on dire, de leur maladie. Plusieurs malades qui avaient antérieurement plusieurs fois souffert d'amygdalites simples nous ont affirmé avoir cru tout d'abord à une nouvelle invasion de leur affection coutumière.

(1) Citons seulement Trousseau : « Le mal de gorge se montre presque toujours en même temps que la fièvre..... et c'est le côté essentiel de la fièvre scarlatine. »

Connaissant l'intensité ordinaire de ce mal de gorge, si on le compare à la bénignité et l'insignifiance du mal de gorge qui est accusé par les malades atteints d'un simple énanthème bucco-pharyngé même intense (1) dans la scarlatine puerpérale, par exemple, on ne peut se défendre de l'idée qu'il s'agit bien dès le début de la scarlatine ordinaire, non seulement d'une éruption bucco-pharyngée, mais d'une amygdalite prononcée. Dans plusieurs cas que nous avons observés, dans lesquels l'énanthème était très léger, presque insignifiant et où la douleur de gorge ressentie par les malades dès le début de la scarlatine avait été cependant notable, il nous a paru absolument évident que l'inflammation amygdalienne seule avait pu donner lieu à cette douleur précoce.

A l'inspection de la gorge pratiquée dans les deux premiers jours de la scarlatine, la rougeur et la tuméfaction sont du reste nettement prédominantes au niveau des amygdales. Ces organes se montrent bien être positivement le centre de diffusion de l'éruption. Dans un cas, ainsi que nous l'avons déjà dit, nous avons constaté la présence d'une amygdalite légère et l'absence de tout énanthème (obs. 8). Cette observation n'est pas sans valeur pour démontrer que l'amygdalite est véritablement la lésion capitale de la scarlatine.

Presque toujours, il est vrai, l'énanthème scarlatineux existe très prononcé déjà dès que l'on observe l'amygdalite. C'est évidemment ce fait qui a pu laisser croire que l'énanthème buccal seul pouvait marquer le début de la scarlatine. Il ne saurait cependant nous impressionner, car nous en trouvons une explication toute naturelle quand nous comparons ce qui se passe dans la gorge des scarlatineux, au début d'une scarlatine ordinaire à ce qui se passe au voisinage de la plaie opératoire au début de certains cas de scarlatine chirurgicale.

Beaucoup d'observateurs ont, en effet, noté expressément, dans ces cas, que l'éruption scarlatineuse débutait au niveau de la plaie infectée et offrait même très souvent à son pourtour son intensité maximum. A notre avis, ce sont bien clairement les mêmes phénomènes qui se produisent au voisinage des amygdales infectées dans la scarlatine ordinaire. On ne saurait donc s'étonner de la constatation précoce, avant même tout érythème cutané, de l'éruption bucco-pharyngée dès

(1) Nous avons observé un cas de ce genre dans le service de M. le professeur Dieulafoy, et nous avons noté l'absence d'amygdalite malgré un énanthème extrêmement accusé.

le début de l'amygdalite scarlatineuse, non plus que de la prédominance de cette éruption sur les piliers du voile du palais, c'est-à-dire au voisinage des amygdales.

Enfin, la réaction ganglionnaire qui, précocement s'accuse et rapidement se prononce au niveau des ganglions qui correspondent aux deux amygdales (ganglions angulo-maxillaires ou amygdaliens de Chassaignac), nous semble bien pouvoir être invoquée, comme elle l'a été dans l'amygdalite aiguë, en faveur de l'infection primitive, initiale et d'origine buccale des tonsilles. Cet engorgement ganglionnaire s'exagère au fur et à mesure que se développe l'inflammation tonsillaire. Il naît avec elle, se développe avec elle, et, en général, décroît aussi dans la suite avec elle.

Tout ce que je viens de dire jusqu'ici relativement aux lésions bucco-pharyngées de la scarlatine se rapporte à la période d'invasion de cette fièvre éruptive. Dans la suite, c'est-à-dire à la période d'éruption, puis de desquamation, ce sont surtout les amygdales qui offrent les lésions les plus apparentes, de telle sorte que si l'on suit l'évolution de ces lésions, il est difficile encore de ne pas croire que les altérations si multiples qui se rencontrent pendant l'éruption et la desquamation sur ces amygdales, ne sont pas l'effet d'une infection qui s'est réalisée à leur niveau dès le début de la maladie.

Pour ce qui est des phénomènes généraux qui marquent l'évolution de la scarlatine, la comparaison qu'on en peut faire avec ceux de l'amygdalite aiguë ne permet guère non plus de douter qu'ils ne soient autre chose que l'expression générale de l'infection primitive des amygdales.

Si l'on considère maintenant les lésions amygdaliennes dans leur évolution ordinaire au cours de la scarlatine, les constatations que l'on peut faire aux diverses périodes de la maladie sont assurément très favorables à l'assimilation déjà indiquée de l'amygdalite scarlatineuse avec l'amygdalite crypteuse et folliculaire vulgaire. Nous allons nous attacher à décrire, d'après les auteurs et surtout d'après nos observations, ces lésions amygdaliennes dans leur évolution successive.

Au début de la scarlatine, nous l'avons vu, la lésion amygdalienne, à l'inspection, ne se traduit en général que par une tuméfaction plus ou moins prononcée, accompagnée de la vive rougeur diffuse si particulière qui caractérise l'énanthème. L'inflammation débute vraisemblement au fond des cryptes. Elle entraîne assez rapidement la production d'un exsudat plus ou moins abondant tout à fait semblable à celui qui se voit dans l'amygdalite crypteuse vulgaire. Cet exsudat tout d'abord n'apparaît pas au dehors, mais dans la suite il se révèle manifestement au niveau de certaines cryptes, à l'orifice desquelles on le voit alors apparaître sous la forme d'une petite masse concrète ou d'une petite traînée blanchâtre qui se distingue nettement à l'orifice des cryptes affectées. On peut considérer comme assez rares les cas dans lesquels à aucune période de la scarlatine, on ne distingue, outre la rougeur, la tuméfaction, et l'hypertrophie folliculaire, d'exsudat saillant à l'orifice des cryptes amygdaliennes.

Lorsque les exsudats sont très abondants, il apparaît évident qu'ils s'évacuent progressivement hors des cryptes de la même façon qu'ils s'évacuent au cours de l'amygdalite aiguë simple. C'est probablement lorsqu'ils sont peu abondants, qu'on ne peut, à aucun moment, assister à leur apparition au dehors. Mais même dans ces cas, l'existence d'une inflammation localisée à la cavité des cryptes ne saurait faire de doute, car elle est rendue manifeste par l'existence d'un fait banal, noté dans toutes les descriptions de « l'angine scarlatineuse ». C'est la production au *voisinage de l'orifice des cryptes* d'un exsudat pultacé plus ou moins épais. Cette localisation si constante et si facile à constater de l'exsudat pultacé aux alentours de l'orifice des cryptes est, pour nous, l'indice assuré que *dans l'intérieur des cryptes*, s'irradiant au dehors à une certaine distance, la lésion amygdalienne excède le degré de l'œdème et de la tuméfaction du reste de la muqueuse. Elle est, croyons-nous, le témoignage manifeste de l'existence d'une inflammation profonde et localisée des cryptes dès le début de la maladie.

Il est bien certain, d'ailleurs, que dans les cas intenses, l'irradiation inflammatoire partie de quelques cryptes, se propageant plus largement, tout ou partie de l'amygdale peut se recouvrir de ces exsudats pultacés parfois très abondants et très épais. Ces exsudats peuvent même gagner les parties voisines et s'étendre notamment sur les piliers du voile du palais.

Il est ordinaire que le maximum de l'amygdalite scarlatineuse corresponde aux premiers jours de l'éruption. Elle s'éteint vers la fin de cette période, de telle sorte que les amygdales sont généralement presque complètement déblayées lorsque débute la desquamation

Mais, dans l'immense majorité des cas, à la période de desquamation, alors que toutes les parties atteintes seulement par l'énanthème sont redevenues normales, les amygdales conservent pendant plusieurs semaines la trace de l'inflammation qui les a assaillies. Elles restent tuméfiées comme après une attaque d'amygdalite aiguë et ne reprennent que progressivement leur volume normal.

Nous n'insisterons pas davantage sur ces lésions bien décrites dans tous les auteurs ; on observera que, si nous n'ajoutons rien à cette description, nous faisons au moins valoir, en faveur de l'origine primitive de la lésion scarlatineuse au fond des cavités crypteuses de l'amygdale, un certain nombre d'arguments tirés de la disposition topographique, de l'aspect évident et de la nature même des altérations amygdaliennes.

Ce qu'il importe encore une fois de faire ressortir, c'est que dans de très nombreux cas — l'énanthème mis à part — l'amygdalite scarlatineuse ne diffère pas sensiblement de l'amygdalite crypteuse vulgaire. Dans d'autres, elle en diffère, mais par des caractères secondaires tels que : abondance particulière des dépôts pultacés, tuméfaction plus considérable des amygdales, et aussi existence d'érosions et d'ulcérations.

Ne peut-on pas admettre que ces caractères témoignent simplement dans la scarlatine d'une inflammation plus intense, due sans doute à la plus grande virulence de l'agent pathogène ?

C'est de cette façon, croyons-nous, qu'il faut interpréter une lésion qui nous a paru assez fréquente dans l'amygdalite scarlatineuse et aussi fort importante, quoiqu'elle ne soit pas communément décrite par les auteurs.

Cette lésion consiste dans des *érosions* ou des ulcérations plus ou moins profondes des amygdales. Il s'agit, bien entendu, d'une lésion tout à fait indépendante de l'inflammation pseudo-membraneuse et qui appartient réellement à l'amygdalite scarlatineuse non compliquée. Quoiqu'elle paraisse être surtout l'apanage des cas graves, on peut la rencontrer aussi dans des cas légers. Nous l'avons constatée en effet, une fois chez une femme atteinte d'une scarlatine très légère (obs. 11).

Cette lésion constitue un important facteur de gravité de la scarlatine. Nous l'avons observée très étendue et très développée dans trois cas dont un s'est terminé par la mort, un autre a donné naissance à de sérieuses complications (otite moyenne double, suivie de mastoïdite, et engorgement considérable des ganglions sous-maxillaires) et un troisième a prolongé pendant assez longtemps la fièvre après l'éruption.

Les érosions amygdaliennes dans la scarlatine sont des altérations généralement tardives qui ne surviennent qu'après la période d'éruption. Ce sont des ulcérations superficielles, irrégulières, de couleur blanc grisâtre ou grisâtre qui ont leur siège d'élection à la face postérieure des amygdales, au voisinage de l'orifice des cryptes, mais qu'on peut rencontrer cependant sur tous les points de la surface amygdalienne. Pour les bien observer il est indispensable d'essuyer préalablement la muqueuse des amygdales avec un tampon de coton porté au bout d'une pince.

Après cette manœuvre, qui entraîne les produits pultacés, les régions érodées de la muqueuse amygdalienne conservent leur coloration blanc grisâtre. Si l'on gratte alors ces régions avec une petite curette on s'aperçoit qu'il est très difficile d'obtenir un produit de raclage de quelque importance et il apparaît nettement que la coloration blanc grisâtre appartient non pas à un exsudat notable recouvrant l'érosion. mais constitue la couleur même de la région muqueuse érodée. Il n'est pas rare d'ailleurs qu'un grattage même assez léger fasse un peu saigner la muqueuse. Lorsque le grattage de l'érosion entraîne un produit de raclage, on peut constater au microscope que ce produit est constitué par des globules de pus, des cellules épithéliales, des cocci, streptococci et autres microbes en grand nombre.

Ces ulcérations sont assurément loin de se rencontrer dans tous les cas d'amygdalite scarlatineuse. Mais lorsqu'elles existent, elles ont une grande importance. Elles peuvent en s'étendant et en s'aggravant détruire des portions notables des amygdales et entraîner après leur cicatrisation une atrophie notable et des déformations variées de ces organes.

Il s'agit là, je le répète, de lésions tardives parfois très accentuées et qui doivent assurément être distinguées des érosions sous-jacentes aux fausses membranes et aussi, bien entendu, des lésions gangreneuses tout à fait exceptionnelles.

Ici, je me permettrai d'indiquer l'impression générale que m'a fournie l'examen de ces altérations multiples des amygdales dans la scarlatine. C'est qu'il y a au niveau de ces organes un processus inflammatoire qui comporte des degrés différents allant de la simple inflammation catarrhale avec exsudats pultacés jusqu'à l'érosion superficielle et à l'ulcération profonde. L'ulcération peut, en dehors de toute inflammation pseudo-membraneuse, faire partie de l'évolution naturelle de l'amygdalite. Je conclus par suite qu'il n'y a aucune raison pour ne pas attribuer à un même agent microbien la production de tous ces degrés de l'inflammation amygdalienne. Inflammation catarrhale localisée dans la profondeur des cryptes, puis propagée à la surface amygdalienne, inflammation pseudo-membraneuse, érosion, ulcération profonde, et, par exception, phlegmon de l'amygdale, paraissent bien être des degrés ou des modes de réaction différents d'un même processus morbide qu'il y a lieu de considérer comme bien distinct de l'énanthème bucco-laryngé sous la dénomination *d'amygdalite scarlatineuse*.

### Exposé des arguments favorables à l'hypothèse de l'origine locale, amygdalienne de la scarlatine.

La description de l'amygdalite scarlatineuse étant achevée, nous allons maintenant exposer les arguments qui nous font croire que cette amygdalite représente la lésion initiale et locale de la scarlatine. La plupart de ces arguments peuvent être exposés par des propositions simples qui, étant connues et admises par tous les auteurs, ne comportent pour ainsi dire aucun commentaire. Il nous suffira, par conséquent, de les énumérer.

D'abord, comme il est avéré que les amygdales sont un lieu d'élection pour les infections, ce n'est pas émettre une hypothèse choquante que de supposer qu'elles peuvent être la porte d'entrée de l'infection scarlatineuse. C'est même une idée qui s'est fait jour depuis longtemps et dont on trouverait certainement des traces dans beaucoup d'ouvrages sur la scarlatine.

L'amygdalite est certainement la lésion la plus constante de la scarlatine. Elle existe évidente même dans bien des cas où l'énanthème bucco-pharyngé est insignifiant ou nul.

Elle existe même, constituant à elle seule toute la maladie (scarlatine fruste) en l'absence de toute éruption ; et il est reconnu que dans ces cas elle peut provenir d'une scarlatine antécédente ou en engendrer une nouvelle.

Lorsque, dans certains cas, l'amygdalite manque effectivement, ce qui est rare, on trouve presque toujours une lésion manifeste qui en tient lieu : lésion des voies génitales dans la scarlatine puerpérale, une plaie dans la scarlatine chirurgicale, parfois une lésion buccale (obs. 12) et probablement aussi quelquefois, une lésion de l'amygdale pharyngée (obs. 10).

Les phénomènes locaux du début de la scarlatine sont bien ceux d'une amygdalite aiguë (mal de gorge, tuméfaction amygdalienne, adénite angulo-maxillaire). Ce n'est que tardivement et dans quelques cas graves, que l'inflammation atteignant sans doute un degré plus considérable peut aboutir aux érosions et ulcérations que nous avons signalées plus haut et sur lesquelles nous avons insisté parce qu'elles nous paraissaient une lésion trop méconnue de l'amygdalite scarlatineuse.

Les phénomènes généraux de la scarlatine sont aussi ceux qui marquent le début des amygdalites aiguës et qui sont aujourd'hui reconnus comme étant l'expression générale de l'infection locale amygdalienne.

L'amygdalite est une lésion tout à fait précoce de la scarlatine. On en peut constater les signes dès les premiers jours de la maladie sous forme d'une tuméfaction localisée des amygdales. D'ailleurs, lorsque dans les trois ou quatre premiers jours, on constate avec évidence sous forme de points blancs disséminés à la surface de ces organes, les exsudats faisant saillie hors des cryptes, il est bien difficile de ne pas admettre que, conformément à ce qui se passe dans l'amygdalite ordinaire, ces exsudats résultent d'une inflammation primitive des cryptes ayant commencé dès les premiers moments de la maladie.

Au point de vue clinique, l'amygdalite est la lésion la plus importante de la scarlatine régulière normale.

En général, les phénomènes généraux de la scarlatine sont en rapport avec l'intensité de l'amygdalite et leur évolution se montre parallèle à celle de l'amygdalite.

Pour ce qui est de l'éruption en particulier, il est de règle qu'à une amygdalite *primitivement* légère succède une éruption légère, et à une amygdalite *primitivement* intense, une éruption intense. C'est là une constatation habituelle dont les exceptions ne sauraient infirmer la conclusion générale qui s'en déduit.

Il faut observer enfin que ce sont les amygdales qui se montrent le plus constament atteintes (1) dans les observations d'érythèmes survenant au cours et à la suite de la diphtérie, de telle sorte que la relation si fréquente de ces lésions amygdaliennes avec des phénomènes érythémateux dont on ne saurait constester les analogies avec l'éruption scarlatineuse, nous assure définitivement du rôle érythémogène possible des inflammations amygdaliennes.

Voilà, je pense, assez de raisons pour justifier le rôle capital que nous faisons jouer à l'amygdalite dans la scarlatine. Nous ne développerons pas davantage ces raisons, estimant qu'aucune considération ne saurait ajouter à la valeur que leur donne leur association et leur concordance.

Nous nous expliquerons maintenant sur la façon dont nous comprenons l'action exercée par les lésions amygdaliennes pour produire les phénomènes généraux de la scarlatine, et en particulier l'érythème muqueux et cutané, qui est le caractère essentiel de cette pyrexie.

Pour ce qui est des phénomènes généraux de la scarlatine (frissons, fièvre, vomissements, malaise, anorexie, etc.), l'éruption étant pour le moment mise à part, il nous paraît légitime, les faits étant exactement les mêmes, de leur donner une explication conforme à celle qui est admise classiquement pour l'amygdalite aiguë. Or je crois bien que nul aujourd'hui n'hésite plus à rapporter tout l'ensemble de ces phénomènes à l'intoxication générale de l'organisme qui est la conséquence de la lésion locale, infectieuse, limitée aux amygdales. Tout au plus pourrait-on objecter l'intensité habituellement plus grande de ces symptômes toxiques dans la scarlatine. Outre que le fait est loin d'être toujours exact, puisqu'il y a, d'une part, des scarlatines accompagnées de symptômes généraux extrêmement légers (scarlatines bénignes, scarlatines apyrétiques) et, d'autre part, des amygda-

(1) Voir thèse Mussy, 1892.

lites accompagnées de phénomènes généraux très intenses, il y a lieu de croire qu'une simple question de degré dans l'intensité des réactions de l'organisme ne saurait suffire à fonder une distinction aussi tranchée que celle qui est admise aujourd'hui entre la scarlatine et les amygdalites. D'ailleurs l'exemple de lésions infectieuses locales très graves, pouvant même entraîner la mort par intoxication, et sans aucune généralisation viscérale ou sanguine du microbe pathogène, n'est pas rare. Il nous suffira de citer l'infection puerpérale, que je choisis à dessein, en raison de l'étroite parenté qui l'unit à une forme de scarlatine, étudiée, plus loin, la scarlatine puerpérale. On trouvera notamment dans la thèse d'Ettlinger (1), deux observations d'infection puerpérale terminée par la mort, et dans lesquelles pourtant l'examen bactériologique du sang a été négatif. Ce serait donc une erreur de croire qu'une infection locale ne peut entraîner d'accidents très graves et même mortels que par invasion générale du sang. La scarlatine dans les cas graves, se comporte exactement comme l'infection puerpérale. Elle développe des accidents graves et peut tuer soit par intoxication générale, soit par septicémie. Il est remarquable que dans ce dernier cas c'est le streptocoque qui dans la première maladie comme dans la seconde a été généralement rencontré dans le sang et les viscères.

Mais actuellement, il est reconnu que la septicémie n'est qu'exceptionnellement une affection primitive. C'est plutôt un accident ultime au cours des infections locales. L'hypothèse la plus vraisemblable relativement à la scarlatine consiste donc à admettre qu'elle relève d'une infection de cet ordre, et que les accidents ordinaires qu'elle détermine proviennent d'une intoxication par les toxines sécrétées au niveau de la lésion locale.

Que les principaux accidents de la scarlatine soient dus à une intoxication de l'organisme, c'est là une hypothèse émise bien longtemps avant la bactériologie. Quand on parcourt les ouvrages même anciens écrits sur la scarlatine, on constate qu'il est couramment parlé du « poison scarlatineux ». Il semble donc bien que, sur ce point, il n'y ait guère de contestation possible. La divergence commence aujourd'hui lorsqu'il s'agit d'indiquer l'origine de ce poison scarlatineux. Est-il produit par un microbe diffusé dans le sang

(1) Ettlinger. *Étude sur le passage des microbes pathogènes dans le sang.* Thèse, Paris, 1893.

ou par un microbe cultivant au niveau d'une lésion locale? Or, 1° il n'y a aucune raison particulière dans la scarlatine pour incriminer une invasion microbienne sanguine. 2° Il y a des arguments défavorables à cette hypothèse. 3° L'hypothèse de la simple toxicité du sang dans la scarlatine à l'exclusion d'une infection microbienne s'appuie sur plusieurs observations qui ne sont pas négligeables.

1° — Il n'y a pas de raison pour admettre la diffusion au moins ordinaire du microbe scarlatineux dans le sang, puisque tous les symptômes de la scarlatine peuvent s'expliquer, nous venons de le voir, en dehors de toute infection sanguine, comme dans les amygdalites, par exemple, ou l'infection puerpérale. Seule, l'éruption n'a pas été encore envisagée, mais ne sait-on pas que de telles éruptions peuvent s'expliquer par des actions toxiques? Trousseau lui-même n'a-t-il pas déjà comparé l'effet du poison scarlatineux à ceux de certains médicaments érythémogènes, tels que la belladone, le mercure, etc.?

2° — Il y a, avons-nous dit, des raisons qui sont défavorables à l'hypothèse de la diffusion microbienne sanguine. En effet, d'abord, on ne peut révéler, au moins habituellement, aucun microbe dans le sang des scarlatineux; nos examens personnels n'ont fait sur ce point que confirmer ceux de bien d'autres avant nous. De plus, la scarlatine n'est pas inoculable. On est au moins en droit de le penser, d'après la généralité des insuccès qui ont suivi les tentatives d'inoculation de sang de scarlatineux à des sujets sains.

3° — Mais il y a, en revanche, dans la scarlatine, quelques indices favorables à l'hypothèse d'une toxicité sanguine particulière et notamment d'une toxicité érythémogène. Les essais d'inoculation du sang effectués par plusieurs auteurs, tels que Leroy d'Etiolles et Miquel (d'Amboise), ont fait voir que l'inoculation du sang de scarlatineux en éruption, au niveau de la peau saine, était suivie de la production, aux environs du point inoculé, d'une rougeur d'apparence scarlatineuse, s'effaçant au bout de quelques jours, sans que cependant il se développe de scarlatine à la suite de ces inoculations. Dans ces conditions, l'idée toute naturelle qui surgit, c'est que le sang des scarlatineux en éruption possède non pas la propriété de donner la scarlatine, mais simplement une propriété érythémogène qui ne s'exerce qu'aux alentours du lieu inoculé.

Un autre moyen de mettre en évidence l'intoxication sanguine dans la scarlatine, nous a paru être l'étude de la toxicité urinaire dans cette affection. Nous avons fait sur ce point quatre expériences qui nous ont prouvé que dans la scarlatine, la toxicité urinaire au maximum de la maladie, c'est-à-dire pendant la période éruptive, était notablement inférieure à la toxicité urinaire au commencement de la période de desquamation, pendant la crise urinaire. Nous concluons donc qu'il y a, pendant la période éruptive de la scarlatine, une rétention dans le sang de toxines qui s'éliminent après la période d'éruption écoulée.

Enfin la connaissance de l'origine toxique des érythèmes infectieux ajoute encore une forte présomption en faveur de l'hypothèse d'une simple intoxication du sang dans la scarlatine.

# CHAPITRE IV

## Scarlatine puerpérale.

L'étude de la scarlatine puerpérale est certainement une des plus importantes parmi celles qui peuvent éclairer la pathogénie de la scarlatine ordinaire. Nous devons, par conséquent, la traiter avec détails.

La fréquence de la scarlatine chez les femmes en couches a depuis très longtemps attiré l'attention des cliniciens. Mais de nombreuses divergences se sont produites entre les auteurs lorsqu'il s'est agi d'expliquer les rapports de l'état puerpéral et de la scarlatine.

Avant d'entrer dans la discussion et la critique des opinions diverses qui ont été émises sur cette question, il importe de donner ici une description complète de cette forme de scarlatine. Je rappellerai que son étude a fait l'objet d'un nombre considérable de travaux en France et à l'étranger, en Angleterre notamment, parmi lesquels il faut surtout citer ceux de Senn, Legendre, Lesage, Raymond, Durand, Guéniot, Olshausen, Braxton Hicks, Hervieux, Léopold Meyer, Mac Clintock, Renvers.

La symptomatologie de l'affection est donc bien fixée. Nous ne croyons pas pouvoir faire mieux que de transcrire ici les quelques pages que Lesage (1), dans sa thèse, consacre à son exposé.

Nous ferons ensuite ressortir de cette description, tracée en dehors de toute idée préconçue par Lesage, les points qui nous paraîtront particulièrement importants.

(1) LESAGE. Thèse Paris, 1877.

**Description de la scarlatine puerpérale.** — « Habituellement, écrit Lesage, la scarlatine débute brusquement dans un des premiers jours qui suivent l'accouchement.

« Ainsi sur 131 cas, 7 seulement se produisirent dans l'état de grossesse, 7 immédiatement après l'accouchement, au premier et au second jour ; 64 au troisième, 27 et enfin 26 du troisième au huitième jour. Une seule fois, elle se manifesta dans le courant du mois suivant.

« Nous verrons que cette proportion est intéressante au point de vue de la marche ultérieure de la maladie : l'époque de son apparition constitue en effet un des éléments du pronostic.

« *Invasion.* — Quand elle survient après l'accouchement, la scarlatine se déclare de la façon suivante : La femme qui, jusque-là, s'était bien portée, est subitement prise d'un léger frisson ou d'une sensation de froid passagère, à laquelle succède une fièvre assez intense, avec tout le cortège des symptômes habituels des pyrexies. La malade éprouve un malaise général, de la courbature, des douleurs dans les reins et dans les membres, souvent de la céphalalgie. La face est congestionnée, les yeux rouges et larmoyants, la sécrétion nasale augmentée, et l'on pourrait songer au catarrhe précurseur de la rougeole. Le pouls est fort et fréquent, la peau brûlante, la langue blanche au centre, rouge à la pointe et sur les bords, quelquefois uniformément sale et saburrale. L'appétit se perd et il se produit des nausées et des vomissements. Le thermomètre s'élève jusqu'aux environs de 40°. Les fonctions spéciales ne sont généralement pas troublées, et il est ordinaire qu'elles se maintiennent intactes pendant tout le temps que persiste la maladie.

« La durée de la période d'invasion est toujours très courte, elle varie entre douze et vingt-quatre heures, dépassant rarement cette dernière limite ; quelquefois elle est presque nulle et l'on assiste d'emblée à l'apparition de l'éruption.

« *Éruption.* — C'est, disons-nous, dans le courant ou à la fin du premier jour que l'exanthème se développe. Cependant, il est précédé par un phénomène, qui, s'il s'en rapproche à première vue par son aspect extérieur, doit soigneusement en être distingué par sa nature ; il nous a été donné de le constater également dans les faits qui se sont passés sous nos yeux. Presqu'en même temps, en effet, que commencent les symptômes prodromiques, le visage devient rouge, mais non pas de cette teinte pointillée, granitée, qui caractérise la scarlatine ordinaire. C'est une rougeur congestive, fugace, s'effaçant sous la pression du doigt, et qui tantôt cèdera ultérieurement la place au véritable exanthème, tantôt disparaîtra sans laisser de traces et sans qu'il s'ensuive de desquamation. Il importe donc de ne pas la confondre avec la véritable éruption scarlatineuse. C'est le tronc qui le premier est envahi par l'éruption. Elle est constituée au début par un exanthème un peu analogue à celui de la rougeole, composé d'un grand nombre de petites taches rouges, séparées par des intervalles de peau saine, et présentant ainsi à la vue un piqueté granité tout à fait spécial. Au bout de quelques heures, la rougeur envahit les intervalles demeurés intacts entre les petites taches, et l'éruption se trouve ainsi constituée sous forme de larges plaques érythémateuses, franchement scarlatineuses, dont la couleur se fonce de plus en plus, pour arriver à la teinte rouge très sombre. En même temps cet exanthème suit une marche extensive du centre à la périphérie, comme on peut le remarquer dans nos observations ; il s'étale du tronc à la racine des membres, aux plis inguinaux, aux cuisses, aux bras, pour arriver à gagner les extrémités, qu'il envahit à leur tour. Cette marche progressive se fait généralement avec rapidité, et c'est là un des caractères qui appartiennent particulièrement à la scarlatine puerpérale.

« Dès le second jour, ordinairement, les membres sont envahis, quelquefois plus rapidement, il semble que l'exanthème s'étale comme par un coup de foudre le plus souvent. Vers le quatrième jour ou le cinquième jour, l'éruption est complète, respectant, comme nous l'avons déjà signalé, la face et le cou ; mais à partir de ce moment, elle ne diminue pas d'intensité, comme on pourrait être porté à le croire, elle persiste au contraire, prenant une teinte de plus en plus foncée, surtout dans les cas funestes prenant, à la fin la teinte violacée, livide, qu'ont remarquée les observateurs. Tel est l'exanthème franchement scarlatineux.

« Nous parlerons plus loin, à propos de complications, de la miliaire qui vient s'y surajouter.

« Nous allons revenir maintenant sur les phénomènes généraux qui accompagnent le développement de cet exanthème.

« La fièvre persiste à un degré assez intense ; la température varie de

39° à 40° et au-dessus ; le pouls plein et fort ne s'éloigne guère de 110 à 120 pulsations à la minute ; et les symptômes demeurent tels jusqu'à la rémission qui annonce la desquamation et la convalescence, à moins que des complications ne viennent compromettre et arrêter la marche de la maladie.

« La soif est vive, la peau est brûlante et sèche. La langue qui primitivement était blanche et humide au centre, se dessèche également, l'épithélium tombe, les papilles se gonflent, d'où résulte son aspect tout à fait spécial, avec des saillies et une couleur rouge intense, l'aspect frambroisé de la langue. Souvent par l'intensité du mouvement fébrile, se produisent quelques troubles du côté de la sensibilité : les malades sont inquiets, agités, arrivant même à un état voisin du délire, d'autres fois ils restent dans la prostration et l'hébétude. Du côté des organes digestifs, plus de vomissements, ni de douleurs abdominales, mais dans certains cas de la diarrhée dont nous parlerons plus loin.

« On sait que la tuméfaction des ganglions sous-maxillaires et l'angine constituent un des principaux symptômes de la scarlatine, quand elle se produit hors de l'état puerpéral. *Ici, au contraire, il est remarquable que ce symptôme fait la plupart du temps défaut. La remarque en est faite expressément dans presque toutes les relations*, et nous l'avons soigneusement relevée dans l'historique.

« Quand il apparaît, c'est seulement par une légère douleur à la déglutition qu'il se manifeste. Rarement c'est au début, plus ordinairement c'est pendant la période d'éruption que se développe cette angine insignifiante.

« Si on fait alors l'examen de la gorge, on constate une légère rougeur des pilliers et du voile du palais *sans tuméfaction des amygdales et sans sécrétion caséiforme. Les ganglions sous-maxillaires ne sont le siège d'aucun gonflement ni d'aucune douleur.*

« Cette angine disparaît spontanément, sans qu'on ait à s'en inquiéter. *Cette faible intensité de l'affection de la gorge constitue un caractère tout à fait particulier, et qui se retrouve dans les observations les moins douteuses de scarlatine chez les femmes en couches.* On a voulu dans certains cas l'apporter comme argument contre la scarlatine ; on voit que l'argument est sans valeur, puisque l'absence ou la faible intensité de l'angine est la règle dans le cas particulier dont nous nous occupons.

« Lorsque l'issue de la maladie doit être favorable, on voit l'éruption au bout de quelques jours pâlir et s'éteindre, et en même temps tous les phénomènes généraux s'amendent. La fièvre tombe, le pouls redescend à son chiffre normal, la peau reprend sa température et sa moiteur ordinaire, l'intelligence renaît, les forces se relèvent. La muqueuse de la bouche et du pharynx reprend sa coloration habituelle. En même temps se fait la desquamation.

« Celle-ci est bien caractéristique de la scarlatine, comme on peut s'en assurer en lisant les observations ; elle se fait par larges plaques ou écailles, surtout au tronc et aux extrémités. A la face, qui, nous l'avons vu, est souvent respectée par l'exanthème, il n'est pas rare de voir la desquamation manquer ou se faire seulement de la façon qu'on a appelée furfuracée. Ainsi survient la guérison. On a vu quelquefois au milieu de la desquamation apparaître de nouveau la fièvre et se produire une nouvelle poussée de l'exanthème, mais au bout de peu de temps tout revient à la marche normale.

« La mort peut être le résultat de l'intensité de la maladie elle-même. Elle survient dans ce cas à différents moments, arrivant quelquefois dès les premiers jours, à la suite de l'éruption : quelquefois celle-ci suit pendant quelque temps la marche progressive que nous avons signalée, en même temps que la fièvre augmente ; il arrive de l'agitation et du délire, enfin le coma, et la malade succombe. »

Il y a dans cette description de Lesage, qui d'ailleurs résume fort bien l'ensemble des caractères généralement reconnus à la scarlatine puerpuérale, plusieurs points qu'il importe particulièrement de faire ressortir et qui sont confirmés d'ailleurs par la plupart des observateurs.

On remarquera d'abord que l'intervalle de temps qui s'écoule entre l'accouchement et le début de la scarlatine puerpérale est compris dans des limites assez fixes. Après l'accouchement, le plus souvent l'invasion de la maladie se fait dans les trois premiers jours qui suivent ; elle peut encore se faire dans les huit jours, mais elle ne dépasse que très rarement cette période. Olshausen assure qu'après les neuf premiers jours écoulés, la maladie est exceptionnelle. Dans les trois cas que nous rapportons, l'intervalle de temps écoulé entre l'accouchement et l'apparition des symptômes fut de quelques heures (obs. 1) ; de quatre jours (obs. 3) et de huit jours (obs. 4).

Une fois déclarée, la maladie présente bien manifestement les caractères de la scarlatine la plus franche. On observe l'invasion souvent brusque par un frissson violent, unique, ou par une série de petits frissons, une température d'emblée élevée, et, tout l'ensemble des symptômes qui accompagnent l'état infectieux dans la scarlatine comme ailleurs (malaise général, courbature, anorexie, congestion faciale, parfois délire, soif exagérée, insomnie, torpeur et dépression ou agitation, nausées, vomissements).

L'éruption est souvent typique : c'est un exanthème franchement scarlatineux, intense et généralisé, accompagné ou non de miliaire. L'éruption apparaît d'abord sur le tronc, puis s'étend, envahissant les membres ou elle se limite parfois sur le côté de la flexion et les faces internes.

La récidive de l'éruption est extrêmement rare.

La fièvre et les phénomènes généraux persistent ou s'exagèrent d'ordinaire pendant la période éruptive.

La desquamation se fait fréquemment par larges lambeaux sur le tronc, les pieds, les mains, ne différant en rien de ce qu'elle est habituellement dans la scarlatine ordinaire ; elle peut être aussi furfuracée, insignifiante, comme il arrive parfois dans les cas légers de cette dernière.

Il y a dans la scarlatine puerpérale une particularité très remarquable que nous avons soulignée dans la description de Lesage, c'est le peu d'intensité et même l'absence très fréquente de l'*angine*. Cette particularité de la scarlatine puerpérale a été d'autant plus remarquée que l'angine ne manque pour ainsi dire jamais dans la scarlatine ordinaire. Ici, au contraire, elle est insignifiante ou manque complètement dans les trois quarts environ des cas. La plupart des observateurs qui ont écrit sur la scarlatine puerpérale ont été naturellement très frappés de cette anomalie. Nous ne croyons pas utile, tant le fait paraît bien acquis aujourd'hui, de l'appuyer de citations multiples. Voici seulement, pour qu'on puisse bien se rendre compte de ce qu'ont été les constatations des auteurs, les mentions qui ont été faites par Malfatti (en 1799), par Hervieux (en 1867), par Guéniot et par Braxton Hicks (en 1871).

Malfatti (1) rapporte que dans l'épidémie de scarlatine puerpérale

(1) MALFATTI. *Hufelands Journal*, vol. XII, 1800, in Thèse Durand. 1891.

de Vienne, qu'il observa en 1799, il n'y avait en général ni angine, ni dysphagie, ni douleur de gorge. A l'autopsie, le pharynx était entièrement sain.

Hervieux, observant une épidémie du même genre à la Maternité, a été frappé de la faible intensité de l'angine quoiqu'il ait constaté la *rougeur de l'isthme du gosier et du voile du palais, et la sensation de chaleur à la gorge.*

Guéniot s'exprime ainsi : « L'angine est un symptôme de la deuxième période ou période d'éruption. Sans être très régulière dans son apparition, on peut dire qu'elle est presque constamment précédée par l'exanthème cutané. Elle ne paraît pas atteindre ni les *amygdales*, ni le pharynx, se bornant au voile du palais, à ses piliers, à la luette. L'absence de tuméfaction des amygdales, l'absence de sécrétion caséiforme, l'indolence des ganglions sous-maxillaires, et la coexistence d'une coloration normale ou pâle de la langue sont des circonstances qui éloignent cette sorte d'angine à caractère bénin, de l'angine scarlatineuse, parfois si intense et si grave. »

Enfin Braxton Hicks (1), qui observait dans sa clientèle particulière, dit : « Il y a un point qu'il faut faire ressortir et qui s'est retrouvé dans tous les cas avec ou sans rash, c'est l'absence du mal de gorge ; c'est bien exceptionnellement que nous avons noté de la dysphagie, et même dans ces cas, la tuméfaction des ganglions cervicaux était à peine appréciable. »

Les mentions précédentes, on le voit, sont déjà fort explicites. Pourtant, elles n'auraient pu suffire à nous éclairer complètement sur la nature précise de cette anomalie si singulière, relative à l'angine. On comprendra aisément nos hésitations.

Aucun auteur ne s'est placé dans ses observations au point de vue qui nous occupe. La plupart des observations anciennes signalent bien le plus ordinairement : peu ou pas d'angine. Mais de temps en temps, pourtant, l'angine est signalée.

Nous avons déjà dit combien nous estimons ambigu ce terme banal d'angine appliqué à l'état complexe de la gorge dans la scarlatine. Nous avons insisté déjà sur la nécessité qu'il y a, pour comprendre la pathogénie de la scarlatine, de distinguer nettement les deux éléments

(1) Braxton Hicks. *Obstetrical transactions of London*, 1870.

très différents de la lésion bucco-pharyngée. Nous sommes obligé d'y revenir. Quoique cette distinction soit faite assurément par certains auteurs, on n'y attache, dans les observations, aucune importance. L'amygdalite et l'énanthème bucco-pharyngé sont communément confondus dans une description qui ne fait que très exceptionnellement la part de ce qui revient à l'une ou l'autre altération. Certes, il nous avait paru difficile de douter que, lorsqu'une observation mentionnait : absence d'angine, c'est que positivement l'amygdalite, aussi bien que l'énanthème, faisait défaut. Mais le plus souvent, nous trouvions indiqué : angine légère, angine insignifiante, léger mal de gorge, légère douleur à la déglutition, etc. Ce mode de notation, en dehors des rares cas dans lesquels une description complète de l'état de la gorge était tracée, n'a pas manqué de nous laisser très perplexe. Il nous paraissait tout à fait différent de supposer que ces cas se rapportaient à une amygdalite peu prononcée, ou à une simple éruption (énanthème) bucco-pharyngée sans amygdalite. Car même en supposant qu'il ne s'agisse que d'énanthème bucco-pharyngé, il n'est pas improbable qu'il puisse exister une certaine douleur de gorge, mais seulement légère. L'examen objectif peut donc seul permettre de s'assurer si la lésion se borne à l'énanthème, ou consiste dans l'amygdalite.

Quoique la lecture des descriptions cliniques tracées si remarquablement par Guéniot, par Braxton Hicks, par Lesage, et par quelques autres, ait déjà fortement éclairé notre religion à ce sujet, notre embarras ne pouvait être complètement levé que par des examens personnels.

Or, nous avons pu examiner attentivement la gorge de trois accouchées atteintes de scarlatine puerpérale sans angine ou à angine insignifiante (obs. 1, 4). Dans deux cas, nous pouvons assurer de la façon la plus formelle qu'il n'y avait, comme angine, que de l'énanthème bucco-pharyngé, mais aucune amygdalite. L'énanthème bucco-pharyngé se caractérisait dans les deux cas par la desquamation de la langue qui offrait l'aspect rouge framboisé caractéristique et par la rougeur anormale du voile du palais et de ses piliers. Quant aux amygdales, elles étaient absolument normales, sans tuméfaction, sans hypertrophie folliculaire, sans exsudats, non sensibles à la pression directe, non accompagnées d'adénite à l'angle des mâchoires.

Enfin, dans notre troisième cas, il n'y avait ni amygdalite ni non plus énanthème appréciable.

Il ne saurait faire de doute que c'est à des cas de ce genre que se rapportent le plus souvent les descriptions anciennes qui mentionnent l'absence d'angine ou l'existence d'une angine insignifiante. Il y a lieu de croire que si, d'une part, dans les observations anciennes, la mention : absence d'angine, correspond effectivement à l'absence simultanée de l'énanthème et de l'amygdalite, d'autre part, la mention : angine légère ou insignifiante, correspond le plus souvent à l'absence d'amygdalite, mais à la présence d'un énanthème appréciable. La lecture de certaines observations détaillées ne laisse d'ailleurs aucun doute à cet égard.

Une conclusion fort importante pour nous se dégage de cette analyse des descriptions et observations que nous avons lues et surtout des cas que nous avons observés, c'est que, ce qui caractérise essentiellement dans la plupart des cas la scarlatine puerpérale, ce n'est pas, comme on l'exprime classiquement l'absence d'*angine*, c'est l'*absence d'amygdalite*. L'énanthème bucco-pharyngé peut se rencontrer dans la gorge en l'absence de l'amygdalite. Nous verrons tout à l'heure à quelles considérations intéressantes relatives à la pathogénie de la scarlatine puerpérale prête ce fait de la dissociation des deux éléments pathologiques de l'angine ordinairement unis dans la scarlatine commune.

Mais auparavant il nous faut achever la description de la scarlatine puerpérale en indiquant son évolution et ses complications.

La marche de la scarlatine puerpérale est assez variable comme d'ailleurs la marche de la scarlatine ordinaire. La description de Lesage que nous avons transcrite donne une idée suffisante de l'évolution habituelle de la maladie pour que nous n'ayons pas à y revenir. Toutefois il faut remarquer avec Durand (1), qu'entre des formes très légères et des formes d'une excessive gravité prennent place tous les intermédiaires.

Nous noterons encore un fait bien reconnu : la lenteur de la convalescence. Léopold Meyer a vu chez plusieurs malades cette convalescence se prolonger pendant plusieurs mois.

(1) Marcel Durand. *Étude historique et critique sur la scarlatine puerpérale*. Thèse Paris, 1891.

Il n'est pas inutile d'observer que les femmes atteintes de scarlatine puerpérale ont presque toujours été indemnes de scarlatine ordinaire antérieure.

Au point de vue du pronostic, on observe les mêmes irrégularités que dans la scarlatine ordinaire. Ce pronostic varie manifestement avec les épidémies. L'épidémie de la Maternité de Vienne, observée par Malfatti, a été très meurtrière. Très sévère aussi fut l'épidémie observée par Senn à la Maternité de Paris, en 1825. Très bénins au contraire se montrèrent les cas observés par Guéniot, et de gravité moyenne, ceux observés par Léopold Meyer au cours de l'épidémie de la Maternité de Copenhague, en 1887.

La scarlatine puerpérale présente les deux grandes complications à distance de la scarlatine ordinaire, à savoir : les complications articulaires et les complications rénales. Ces complications paraissent n'emprunter aucun caractère particulier à la variété morbide qu'ils accompagnent. On a signalé aussi des complications cardiaques, cérébrales, pulmonaires (broncho-pneumonie, pleurésie) dont la scarlatine ordinaire n'est pas non plus exempte.

Mais on observe dans la scarlatine puerpérale des complications qui lui sont propres : ce sont des complications génitales. L'existence très fréquente de ces complications anormales constitue encore un caractère bien particulier de la scarlatine puerpérale, qui a légitimement attiré l'attention d'un grand nombre d'observateurs. Malfatti (en 1799) a noté chez ses malades pendant la vie, la mauvaise odeur des lochies et la sensibilité utérine.

A l'autopsie, dit-il, « on examinait leur cadavre avec le plus grand soin. On trouvait dans la plupart des cas le pharynx entièrement sain ou du moins très légèrement malade, par exemple rougeâtre..... Pas d'épanchement dans la cavité abdominale, ou alors une légère collection séreuse..... L'utérus renfermait des caillots plus ou moins abondants, mais il était suffisamment revenu sur lui-même et sa substance ne présentait rien d'anormal. On trouvait cependant au col quelques petites déchirures avec de légères traces d'inflammation, parfois même du pus, des bords grisâtres et de l'odeur. Mêmes lésions sur le vagin et la vulve ». Beaucoup d'auteurs ont relevé des cas de métro-péritonite. Mac-Klintock (1), sur six cas de scarlatine puerpérale dont

(1) MAC-KLINTOCK. *Union médicale*, 1866.

l'issue fut fatale, rapporte le décès dans deux cas, à une métro-péritonite et dans deux autres, à une péritonite survenue à une période avancée des couches.

Léopold Meyer (1), dans l'épidémie de Copenhague, a noté la présence fréquente de dépôts pseudo-membraneux sur les parties génitales.

Enfin l'on a très souvent signalé une sensibilité utérine anormale, telle qu'on l'a rencontre dans les infections légères (Malfatti, Boxall, Renvers).

**Opinions émises sur la nature de la scarlatine puerpérale.**

La nature de la scarlatine puerpérale a été le sujet de discussions multiples. Car, aux affinités étroites qui unissent cette scarlatine des accouchées à la scarlatine ordinaire se lient les caractères différentiels très remarquables que nous venons de relever, et consistant dans l'absence ou le peu d'intensité habituelle de l'angine et l'existence fréquente de complications génitales. Cette association singulière de ressemblances multiples et de dissemblances importantes a jeté les cliniciens dans le plus grand embarras et fait naître des opinions opposées, entre lesquelles oscillent encore les auteurs contemporains.

Nous nous proposons de faire l'examen et la critique de toutes les opinions émises. Nous montrerons qu'aucune d'elles ne saurait être acceptée sous la forme et dans l'esprit, avec lesquels elle a été exprimée jusqu'ici. Nous ferons voir enfin que seule, notre interprétation pathogénique de la scarlatine rend compte de tous les faits antérieurement connus et s'accorde avec les nouvelles observations précises que nous apportons. En fournissant ainsi, suivant nous, la solution d'un problème complexe resté jusqu'ici non résolu ou incomplètement résolu, notre pathogénie voit accroître considérablement sa valeur comme théorie générale de la scarlatine.

Nous allons donc passer en revue toutes les opinions qui ont été ou peuvent être encore discutées sur la scarlatine puerpérale ; mais nous devons prévenir que nous négligerons tout à fait dans cet exposé l'ordre historique suivant lequel ces opinions ont été émises, cet ordre

(1) Léopold Meyer. *Zeitschrift fur Gynæcologie*, 1888.

forcément dispersé ne convenant nullement au but de démonstration que nous poursuivons.

**Insuffisance de la théorie classique de la scarlatine pour expliquer la scarlatine puerpérale.** — Les premières questions qui se posent naturellement sont les suivantes : la théorie classique actuelle de la scarlatine explique-t-elle correctement la scarlatine puerpérale ? Rend-elle compte de tous les faits connus? Est-elle même compatible avec ces faits ?

A ces trois questions nous sommes obligé de répondre par la négative.

La théorie classique ne rend compte ni des particularités de la scarlatine puerpérale ni de l'existence de la scarlatine chez les femmes récemment accouchées. Il est même aisé de voir, que c'est cette insuffisance de la théorie classique à expliquer les faits relatifs à cette affection, qui a disposé tant de bons auteurs à la discuter et même à nier sa nature scarlatineuse, en dépit des observations les plus convaincantes.

Pourquoi la scarlatine a-t-elle une prédilection marquée pour les accouchées? A quoi faut-il rapporter l'éclosion des épidémies de scarlatine dans les Maternités ? Ce sont là des mystères pour la théorie classique, réduite à employer des arguments dilatoires qui, pour la plupart, consistent, soit à contester cette prédilection de la scarlatine à compliquer l'accouchement, soit à discuter la nature vraiment scarlatineuse de l'affection, soit enfin à invoquer une vague prédisposition créée par l'état puerpéral.

En attendant que nous contestions à notre tour ces arguments demandons-nous encore : comment la théorie classique expliquerait-elle le peu d'intensité et l'absence d'angine? Nous avons fait voir, qu'en réalité, ce qui caractérise la scarlatine puerpérale, ce n'est pas l'absence d'*angine*, puisqu'il paraît y avoir assez souvent de la rougeur bucco-pharyngée, mais l'absence d'*amygdalite* et conséquemment d'adénite correspondante. Faudra-t-il donc supposer chez la femme en couches, à côté de la prédisposition qui lui procure la scarlatine, une autre prédisposition qui lui évite la *complication* de l'amygdalite ? Ce ne pourrait être là une explication que si l'on pouvait faire entrevoir la condition précise de cette idiosyncrasie. Or on ne peut faire intervenir l'âge : la scarlatine des adultes atteint aussi communément les amygdales que la scarlatine des enfants. On invoquera donc l'état puerpéral. Mais cette hypothèse n'est même pas acceptable, car il ne manque pas de cas de scarlatine chez des accouchées dans lesquels, par exception, l'angine scarlatineuse la plus franche avec exsudats amygdaliens a été révélée. Notre observation 3 est un exemple manifeste de ces cas. On ne saurait donc rapporter à une prédisposition générale de l'organisme, causée par l'état puerpéral, l'immunité amygdalienne dont jouissent habituellement les accouchées frappées de scarlatine.

Les mêmes difficultés se présentent pour la théorie classique lorsqu'il s'agit d'expliquer l'existence des complications génitales et ce balancement si remarquable qui fait que, précisément, ces complications se constatent dans une forme de scarlatine dont sont absentes les lésions amygdaliennes. Supposera-t-on que les voies génitales, devenues après l'accouchement des lieux de moindre résistance, constituent un terrain bien préparé pour l'infection ? Mais comment se fait-il alors que les altérations génitales manquent dans les cas où, par exception, chez les accouchées, les amygdales sont atteintes (obs 3)?

Nous en avons assez dit, je pense, pour imposer cette conviction, que la théorie actuellement classique de la scarlatine est tout à fait insuffisante pour expliquer la scarlatine puerpérale. On verra plus loin avec quelle aisance, au contraire, tous les faits acquis sur ce sujet sont expliqués, sans qu'il soit nécessaire de les forcer ni surtout de les contester, par notre interprétation pathogénique générale de la scarlatine.

Une simple remarque : nous nous sommes dans tout ce paragraphe placé au point de vue de la théorie classique *actuelle* qui fait de l'angine une *complication*, une infection secondaire de la scarlatine, mais il est aisé de voir que toute notre argumentation est également valable contre la théorie classique *ancienne* qui, assurément plus claire, faisait simplement de l'angine une *manifestation* de la maladie elle-même.

Cette insuffisance des théories classiques ancienne et actuelle à rendre compte de la scarlatine puerpérale, a certainement été de tout temps remarquée. C'est à elle qu'il faut attribuer la multiplicité des discussions et des contestations auxquelles cette question a donné lieu et l'opposition des opinions qui se sont produites et que nous allons maintenant envisager.

**Hypothèse de la simple coïncidence.** — Nous serons bref dans la critique de cette hypothèse qui ne supporte pas longtemps l'examen. Si elle a joui d'une grande faveur auprès d'un certain nombre d'auteurs (Trélat, Batut, etc.), comme explication de la scarlatine chirurgicale, il ne paraît pas qu'on l'ait systématiquement invoquée pour expliquer la scarlatine puerpérale, quoiqu'à vrai dire, celle-ci ne doive être considérée que comme un cas particulier de la scarlatine chirurgicale.

Sans doute il pourra être naturel, et même légitime, en présence de certains cas de scarlatine puerpérale, de soutenir que l'existence de cette affection chez la femme récemment accouchée ne relève que d'une coïncidence. C'est là une opinion qui, sous cette forme restreinte c'est-à-dire appliquée seulement à quelques cas exceptionnels, ne nous paraît pas pouvoir être contestée. Aucune raison, à priori, ne s'oppose à ce qu'une femme enceinte, placée par hasard en contact avec un scarlatineux, prenne la scarlatine quelques jours après son accouchement, pourvu que l'action du contage se soit exercée dans les délais voulus, habituels à l'incubation scarlatineuse.

C'est probablement en partie de cette explication que relèvent les cas d'ailleurs rares (Olshausen, Boxall) de scarlatine survenue chez des femmes *enceintes*. Aucun auteur, à notre connaissance, n'a d'ailleurs relevé de caractère particulier à cette scarlatine des femmes grosses et Boxall dit même expressément que les cas de scarlatine des femmes enceintes affectent une forme normale (1). On s'est étonné simplement de sa rareté qui fait contraste avec la fréquence des cas de scarlatine après l'accouchement.

Que de telles coïncidences se puissent aussi par exception, rencontrer dans les premiers jours de l'accouchement, nous ne pouvons pas en douter. Mais nous ne saurions trop nous révolter contre l'opinion exclusive qui voudrait expliquer ainsi *tous* les cas de scarlatine chez les accouchées. Assez d'arguments d'ailleurs s'opposent à cette opinion.

Celui-ci d'abord : la rareté de la scarlatine avant l'accouchement,

(1) BOXALL. *Obstetrical transactions of London*, 1868.

sa fréquence après. Si tous les cas relevaient d'une coïncidence, cette inégalité si remarquée ne devrait pas exister. On devrait avoir signalé, ce qui n'est pas, dans les Maternités, non seulement des épidémies d'accouchées, mais des épidémies de femmes enceintes. Or, Olshausen a été jusqu'à prétendre qu'il y avait une immunité des femmes grosses pour la scarlatine. Dans la très petite épidémie que je viens d'observer à la Clinique d'accouchements, où un certain nombre de femmes grosses sont cependant admises, il y a eu sur cinq cas : trois cas chez des femmes récemment accouchées, deux cas parmi le personnel de l'hôpital, aucun cas parmi les femmes grosses.

D'ailleurs comment pourrait-on prétendre expliquer tous les cas de scarlatine puerpérale par l'effet d'une coïncidence, alors que cette scarlatine offre les caractères différentiels si particuliers que nous avons décrits? Il faudrait à nouveau faire intervenir l'hypothèse déjà condamnée d'une idiosyncrasie puerpérale ou se résigner à ne point expliquer les particularités en question.

Enfin, nous l'avons dit, la scarlatine puerpérale survient en règle dans les huit premiers jours après l'accouchement. Comment pourrait-on rendre compte de cette régularité, dans l'hypothèse d'une simple coïncidence, puisqu'il faudrait imaginer une contagion toujours régulièrement effectuée pendant les quelques jours qui auraient précédé l'accouchement ?

En voilà assez, pensons-nous, pour montrer l'insuffisance de l'hypothèse de coïncidence appliquée à l'explication exclusive de tous les cas de scarlatine puerpérale.

**Hypothèse de l'infection puerpérale.** — Beaucoup d'auteurs (Helm et la plupart des classiques modernes) ont été, si j'ose m'exprimer ainsi, plus sévères encore pour la scarlatine puerpérale et impuissants à l'expliquer avec les idées classiques, ils se sont efforcés de la supprimer. La scarlatine puerpérale pour eux ne serait pas une scarlatine et derrière le masque trompeur qu'elle se donne, il faudrait simplement reconnaître dans l'immense majorité des cas, un érythème infectieux relevant de l'infection puerpérale.

Il y a lieu de reconnaître que cette explication est de beaucoup supérieure aux précédentes. Il s'en faut de très peu sans doute qu'elle soit l'expression de la vérité. Mais ce qui, d'après nous, lui manque a, au point de vue doctrinal, une importance capitale. Cette opinion a le tort de contester la nature scarlatineuse de la scarlatine puerpérale, nous allons nous attacher à le prouver. De là résulte qu'elle annihile en quelque sorte d'un côté le progrès qu'elle apporte de l'autre. En effet, si d'une part elle éclaircit notablement la question de la scarlatine puerpérale considérée en elle-même, elle entrave d'autre part considérablement la solution générale de la pathogénie de la scarlatine, en créant une barrière artificielle entre deux affections étroitement liées l'une à l'autre et qui ne constituent manifestement, nous pensons pouvoir le démontrer, que deux variétés d'une même espèce morbide.

Commençons par indiquer les points sur lesquels nous sommes en parfait accord avec l'opinion précédente. On se rendra compte tout d'abord de l'important progrès qu'elle constitue par rapport aux précédentes opinions. Nous discuterons ensuite le point capital sur lequel nous différons et qui est actuellement, à n'en pas douter, le nœud de la question.

Admettre que la scarlatine puerpérale n'est qu'une forme d'infection puerpérale accompagnée d'érythème infectieux, c'est admettre que cette maladie relève d'une infection génitale et faire pressentir — ce que certains auteurs (Widal entre autres) ont nettement exprimé — que son agent pathogène est le streptocoque de l'infection puerpérale. On sait assez déjà quelle est notre opinion pour juger combien ces conclusions s'en rapprochent. Effectivement, voici que déjà, à la lueur de cette théorie, bien des faits s'éclairent.

L'existence relativement si fréquente d'épidémies de scarlatine chez les accouchées, ainsi que le développement des cas sporadiques, s'expliquent tout naturellement du moment qu'on lie leur développement à l'infection puerpérale, c'est-à-dire à l'infection streptococcique de la plaie utérine.

On se rendra compte immédiatement de la rareté de cette complication chez les femmes enceintes qui n'offrent point encore de prise à l'infection.

On s'explique la durée limitée de la période d'incubation comptée à partir de l'accouchement, puisqu'elle représente simplement la période écoulée entre l'infection de la plaie utérine pendant l'accouchement ou dans les premiers jours qui le suivent, et le développement des premiers symptômes.

On s'explique enfin la fréquence des lésions génitales qui, dès lors, ne doivent plus être considérées comme des lésions accessoires, secondaires, mais comme les lésions initiales de la maladie.

Mais, nous ne saurions trop le faire remarquer, une importante lacune subsiste encore avec cette théorie pour qui ne consent pas à adopter l'opinion de l'origine amygdalienne de la scarlatine ordinaire. La particularité la plus importante de la scarlatine puerpérale, l'absence d'angine, reste, pour un tel contradicteur, absolument inexpliquée. A peine pourra-t-il émettre à ce sujet une vague hypothèse, d'ailleurs manifestement insuffisante. Il admettra, je suppose, que le fait de respecter la gorge est un caractère appartenant en propre à l'érythème infectieux puerpéral comme il appartient à d'autres érythèmes infectieux. Mais ce fait lui-même n'est pas constant.

Ce n'est pas là d'ailleurs une explication. Dire : il n'y a pas de mal de gorge dans la scarlatine puerpérale parce que cet érythème infectieux, semblable en cela à d'autres, n'en comporte pas, cela ne revient-il pas à dire : nous ne savons pas plus pourquoi l'érythème infectieux puerpéral épargne la gorge que nous ne le savons pour les autres érythèmes ; nous prenons simplement acte du fait en constatant qu'il leur est commun. Je suis donc bien en droit de dire : il reste une lacune, un fait très important inexpliqué avec la théorie de l'érythème infectieux.

D'ailleurs, on ne peut même pas avancer, d'une manière générale, cette affirmation, que l'érythème infectieux puerpéral respecte constamment la gorge, puisque, d'une part, il y a des scarlatines puerpérales (un tiers environ des cas) accompagnées d'angines violentes qui ne diffèrent en rien de la scarlatine ordinaire et que, d'autre part, ainsi que nous l'avons montré dans les autres cas, l'érythème envahit sans doute fréquemment la gorge en donnant naissance à l'énanthème bucco-pharyngé. Ce qui manque communément dans la scarlatine puerpérale, ce n'est pas cet *érythème*, c'est l'*amygdalite*.

Ce qui est à expliquer, ce n'est donc pas la non propagation de l'érythème infectieux à la muqueuse bucco-pharyngée, c'est l'absence fréquente de l'amygdalite. Je le répète, cette particularité si remarquable de la scarlatine puerpérale, reste encore, avec la théorie de l'érythème infectieux, un mystère pour qui se refuse à adopter l'opinion de l'origine amygdalienne de la scarlatine ordinaire.

Or, il y a une façon de combler cette lacune, même en s'en tenant à l'hypothèse de l'infection puerpérale, telle que l'expriment les auteurs, — nous ajouterons, il n'y en a qu'une, et nous y voyons une confirmation éclatante de notre opinion — c'est d'admettre notre pathogénie quant à l'origine locale, amygdalienne de la scarlatine commune.

Alors, le mystère s'éclaircit; il devient tout naturel que, tandis que dans la scarlatine ordinaire, l'érythème se lie à une amygdalite pour ainsi dire constante et dont il dépend, dans la scarlatine puerpérale cet érythème se lie à une infection génitale (1) dont il dépend et qui se substituant comme cause locale à l'amygdalite, fait perdre à cette lésion toute raison d'être. Ainsi s'explique en même temps très simplement la présence presque constante de l'amygdalite dans la scarlatine commune et son absence habituelle dans la scarlatine puerpérale.

Mais il reste encore, il est vrai, à expliquer les cas, — et ils ne paraissent pas extrêmement rares — dans lesquels la scarlatine puerpérale ne diffère en rien de la scarlatine ordinaire, c'est-à-dire les cas dans lesquels elle se présente avec tous ses caractères non contestables de scarlatine et notamment avec une angine violente, avec une amygdalite indéniable. La théorie de l'érythème infectieux puerpéral est également impuissante à expliquer ces cas dont le nombre n'est point négligeable. Elle ne peut guère qu'invoquer une coïncidence par suite de laquelle on pourrait voir au cours des épidémies, la scarlatine vraie s'entremêler avec l'érythème infectieux puerpéral, comme si noter une telle coïncidence n'était point déjà faire un rapprochement suggestif entre la scarlatine vraie et la scarlatine des accouchées. Car comment pourrait-on croire que ces cas si différents se rencontrent par pur hasard enchevêtrés au cours des épidémies ?

De plus, il n'est personne que je sache, qui, partisan de l'opinion de l'érythème infectieux puerpéral comme explication de la scarlatine des accouchées, se refuse à admettre que cette affection a sévi et peut sévir encore par épidémies dans les Maternités. Assez de relations précises existent de ces épidémies (Malfatti, Guéniot, Senn, etc.),

(1) Il n'est que juste de rappeler que l'opinion que la scarlatine puerpérale a pour porte d'entrée habituelle chez les accouchées les organes génitaux, a déjà été émise en 1875 par le grand accoucheur anglais Playfair et soutenue depuis par Renvers.

survenues à Vienne, à Paris, à Copenhague, etc., pour qu'on ne puisse douter de ces faits. Et alors, qu'on me permette de le remarquer, voici une théorie classique qui, dans l'état actuel de la science, n'hésite pas à admettre la grande contagiosité d'un érythème infectieux à streptocoques, rassuré sans doute de tant de hardiesse par le rapprochement étroit qu'elle en fait avec l'infection puerpérale. Qu'on y prenne garde, cette théorie classique est plus subversive qu'elle n'en a l'air, car c'est à bon droit que je pourrais l'invoquer plus tard en faveur de l'origine streptococcique de la scarlatine. Du moment que l'on adhère à une opinion qui admet chez les accouchées la grande contagiosité d'un érythème infectieux streptococcique, on est mal venu plus tard à objecter la non contagiosité de ces érythèmes contre une pathogénie qui fait de la scarlatine ordinaire un érythème infectieux streptococcique, d'origine locale simplement différente.

**Nature scarlatineuse de la scarlatine puerpérale**. — J'arrive au point capital de la question. Est-il admissible qu'on ne doive pas considérer la scarlatine puerpérale comme une scarlatine? Faut-il ainsi, en quelque sorte, supprimer d'un trait de plume, parce que son interprétation est gênante pour la théorie pathogénique classique de la scarlatine, une affection soigneusement observée depuis très longtemps par de distingués cliniciens qui n'ont pas hésité à la reconnaître pour une scarlatine véritable? Rappelons que cette conclusion, tirée des faits observés, a été celle de Malfatti, Senn, Mac Clintock, Hervieux, Olshausen, Colson, Léopold Mayer, Renvers, Legendre, Lesage, Raymond.

L'étude que nous avions faite de nombreuses observations de scarlatine puerpérale publiées par divers auteurs, et la lecture des travaux d'ensemble de Legendre, Lesage, Durand, publiés sur cette question, nous avaient depuis longtemps convaincu que les épidémies petites ou grandes de scarlatine puerpérale comprenaient *deux variétés différentes principales de scarlatine s'entremêlant l'une à l'autre et s'engendrant mutuellement :* l'une, scarlatine amygdalienne, relevant de l'infection locale des amygdales, absolument semblable à la scarlatine ordinaire, l'autre scarlatine utéro-vaginale, relevant de l'infection locale des voies génitales après l'accouchement. Mais il nous apparaissait en même temps clairement que ces deux variétés de scarlatine devaient être reconnues toutes deux comme des *scarlatines vraies*, liées l'une à l'autre d'une façon indissoluble, l'une quelconque des deux pouvant engendrer en quelque sorte indifféremment la variété semblable à elle-même ou l'autre. Avant d'exposer nos observations qui démontrent l'exactitude de cette conception, il n'est pas superflu de faire voir combien les descriptions antérieurement tracées de la scarlatine puerpérale la rendaient vraisemblable.

Ce qui, en effet, paraît avoir de tout temps jeté le trouble dans l'esprit des auteurs qui se sont occupés de la scarlatine puerpérale, a été précisément ce fait que, tantôt la scarlatine se présentait avec tous ses caractères typiques (éruption caractéristique et angine intense avec exsudats amygdaliens), tantôt elle se présentait incomplète et déformée : incomplète, parce que l'angine manquait totalement ou se bornait à un peu de rougeur pharyngée et de desquamation de la langue, déformée, parce qu'il s'y ajoutait d'insolites lésions (inflammation utérine, métro-péritonite, etc.).

Ces deux formes de la scarlatine des accouchées ont été bien distinguées sans doute, mais il semble pourtant que l'on n'ait point attaché assez d'importance à ce caractère différentiel capital : c'est que l'une s'accompagne d'une amygdalite, l'autre en est dépourvue. On a bien fait voir, sans doute, qu'à côté de la forme avec angine typique, il y avait une forme à *angine* très légère ou nulle ; mais il apparaît bien qu'on n'ait point saisi la distinction précise qui fait que ces deux formes ne sont pas en réalité séparées par un *degré*, une nuance dans l'intensité de l'angine, mais par une *opposition bien tranchée*, résultant de la présence de l'amygdalite dans un cas, de son absence dans l'autre, même en dépit de l'existence possible dans tous les cas, d'un érythème bucco-pharyngé. Nos observations nous ont bien fait voir que là était le pivot de la question.

Considérons successivement à part ces deux formes de la scarlatine puerpérale des accouchées.

Relativement à la première, aucune contestation n'est possible ; il s'agit sans aucun doute d'une scarlatine, tous les caractères de cette fièvre éruptive étant présents.

La seconde forme prête seule à contestation. Mais en vérité, lorsque les signes généraux sont à peu près identiques, que l'éruption se montre la même, que la desquamation s'effectue de la même façon, que l'évolution cyclique de la maladie est en général la même, que les complications principales (rénales, articulaires) se montrent les mêmes, comme cela appert de la plupart des descriptions, et qu'enfin la durée de la période d'incubation comptée à partir de l'accouchement est concordante, comment se refuserait-on à croire qu'il s'agit bien, malgré l'anomalie relative à l'angine, d'une scarlatine vraie ? Lorsqu'on admet couramment que la scarlatine ordinaire peut être dépourvue d'éruption et de desquamation sans cesser d'être la scarlatine, alors pourtant qu'aux yeux des classiques c'est là le caractère essentiel de la maladie, on se refuserait à reconnaître à la scarlatine puerpérale la nature scarlatineuse, parce que, malgré que le caractère essentiel de l'éruption soit présent, il lui manquerait cette *angine* que l'on considère aujourd'hui comme une complication, comme une infection surajoutée ! Que serait donc une pareille nosographie, qui refuserait de reconnaître une maladie parce qu'il lui manque une *infection étrangère surajoutée ?* Qui ne voit à quelle bizarre pathologie une classification aussi arbitraire et conventionnelle, pourrait mener, si l'on décidait de l'appliquer à d'autres maladies ?

J'ai hâte d'arriver d'ailleurs à l'argument décisif qui appuie l'assimilation de la scarlatine puerpérale sans angine et de la scarlatine ordinaire. Je l'ai déjà énoncé : c'est que ces deux scarlatines coexistent dans les épidémies, dérivent l'une de l'autre, et sans aucun doute s'engendrent réciproquement.

Déjà, à lire les relations de scarlatine puerpérale, ce fait nous avait paru bien probable. Presque toujours la coexistence des deux formes dans la même épidémie a été observée. On lit maintes fois dans les auteurs, qu'une scarlatine puerpérale sans angine a précédé, accompagné ou suivi une scarlatine avec angine.

Dans l'épidémie de Copenhague, par exemple. rapportée par Léopold Meyer, la scarlatine puerpérale qui frappa les accouchées résulta de l'extension d'une épidémie de scarlatine ordinaire ayant atteint les éléves sages-femmes. Quatre sages-femmes avaient été atteintes de scarlatine, quand survint le premier cas puerpéral. Or sur 18 cas observés par L. Meyer, l'angine fut insignifiante, et sans exsudats dans 14 cas ; deux fois elle fut plus violente, mais toujours sans exsudats ; enfin deux fois il y eut des dépôts pultacés caractéristiques. N'est-il pas probable que les 14 cas d'angine insiguiliante correspondent à des cas de scarlatine sans amygdalite, mais avec l'éruption muqueuse bucco-pharyngée et les 4 autres cas, probablement et de toute façon les 2 derniers, à une scarlatine ordinaire chez des accouchées. L. Meyer a noté très souvent des complications génitales. D'ailleurs, il résulte nettement de la plupart de nos lectures, que la scarlatine avec angine violente et amygdalite certaine a coexisté avec les cas de scarlatine sans angine. Olshausen (1) est particulièrement affirmatif sur ce point : « Dans bien des cas, dit-il, on a pu remonter à l'origine du contage et *même on a vu quelquefois la nouvelle accouchée, contaminer les personnes de son entourage.* »

Mais pour être fixé définitivement sur ce point capital, il nous fallait observer nous-même une épidémie de scarlatine puerpérale. Aucune relation, en effet, n'avait pu nous donner la certitude absolue. Aucune ne nous fournissait l'ensemble complet des renseignements qui nous étaient indispensables, ce qui tient évidemment aux idées très différentes des nôtres qui guidaient les observateurs.

Or nous avons observé une petite épidémie de scarlatine puerpérale qui s'est produite à la Clinique d'accouchements. Grâce à la grande obligeance du Dr Demelin, chef de clinique à la Maternité de la rue d'Assas, et du Dr Le Gendre, médecin de l'hôpital d'Aubervilliers, nous avons pu examiner les malades atteintes de scarlatine, et acquérir des renseignements très précis sur l'évolution de cette épidémie dont voici brièvement l'histoire.

Premier cas (23 janvier 1895). *Scarlatine puerpérale.* — Le premier cas de scarlatine apparu rue d'Assas, fut celui d'une femme (Per..., 21 ans), accouchée le 20 janvier, de jumeaux. Début de la maladie le 23 (T. 40°). Éruption le lendemain 24. La malade fut envoyée à Aubervilliers le 24 janvier.

Deuxième cas (15 mai). *Scarlatine ordinaire.* — Le deuxième cas fut celui d'une surveillante (Mme D..., 28 ans) qui fut prise, le 15 mai, d'une scarlatine ordinaire typique, quitta la clinique le 30 mai, et n'y rentra qu'au 1er juillet.

Troisième cas (15 juin). *Scarlatine puerpérale utéro-vaginale.* — Le troisième cas qui, en l'absence de toute autre source de contage connue, et par suite de la réclusion de la femme enceinte à la clinique

(1) Olshausen. *Archiv. für Gynæcologie und obstetr. de Crédé*, 1876.

pendant 17 jours avant son accouchement, découle évidemment du précédent, fut une *scarlatine puerpérale utéro-vaginale* avec énanthème mais *sans amygdalite*, et avec signes d'infection génitale légère.

Il se rapporte à la femme J... (22 ans), deuxième accouchement. Accouchée le 17 juin à 2 heures. Début de la maladie le 17 juin au soir. Éruption le 18 (obs. 1).

Quatrième cas (18 juin). *Scarlatine ordinaire.* — Le lendemain (18 juin) du jour où s'était déclarée la scarlatine puerpérale utéro-vaginale de J... (troisième cas), une infirmière qui lui avait donné des soins (P..., 27 ans) fut prise d'une *scarlatine ordinaire amygdalienne* (amygdalite et énanthème). Éruption apparue le 21 juin (obs. 2).

Cinquième cas (28 juin). *Scarlatine puerpérale utéro-vaginale.* — Dix jours plus tard (28 juin), une femme récemment accouchée du 20 juin (T..., 19 ans) était atteinte de fièvre sans mal de gorge. Éruption de scarlatine le 30. Ce fut une scarlatine utéro-vaginale *sans amygdalite* ni énanthème, mais avec signes d'infection génitale légère (obs. 4).

Sixième cas (30 juin). *Scarlatine ordinaire chez une accouchée.* — Deux jours après le début du cinquième cas (30 juin), une femme récemment accouchée, le 26 juin (Ch..., 23 ans), était prise des premiers symptômes de scarlatine. Éruption le 1er juillet. Il y eut une *amygdalite* manifeste avec énanthème insignifiant sans aucune complication génitale (obs. 3).

De quelque façon que l'on veuille établir la filiation de tous ces cas — et suivant nous, l'ordre même de leur apparition nous paraît le plus naturel à admettre — il en résulte cette conclusion bien nette que la scarlatine ordinaire chez deux femmes non accouchées, du personnel de l'hôpital (surveillante et infirmière, cas 2 et 4), la scarlatine puerpérale sans amygdalite (cas 3 et 5), la scarlatine ordinaire chez une accouchée (cas 6), se sont rencontrées au cours d'une minime épidémie, liées les unes aux autres d'une telle façon qu'il n'est pas possible de supposer qu'elles ne dérivent pas les unes des autres.

Ce sont donc bien des *formes*, des *variétés* différentes d'une seule et même maladie : la scarlatine. Elles coexistent et se reproduisent les unes les autres par contagion, démontrant ainsi indiscutablement leur nature commune.

Maintenant que nous avons, pensons-nous, suffisamment prouvé l'identité de la scarlatine puerpérale utéro-vaginale et de la scarlatine ordinaire amygdalienne dont les différences cliniques ne relèvent que du siège différent de l'infection, nous devons nous demander tout naturellement quel est l'agent pathogène, le microbe de la scarlatine puerpérale utéro-vaginale ? Assuré de l'identité des deux maladies, nous pouvons par avance, logiquement avancer que c'est de ce même agent que relève assurément l'affection scarlatineuse amygdalienne.

Nous avons donc poursuivi, dans nos cas d'infection puerpérale utéro-vaginale, quelques recherches bactériologiques à l'effet de découvrir l'agent pathogène en question.

**Bactériologie de la scarlatine puerpérale.**

La coexistence des symptômes de la scarlatine puerpérale avec un ensemble de phénomènes d'infection puerpérale qui sont depuis longtemps reconnus comme étant dus au streptocoque, peut déjà nous permettre de penser, avec la plus grande probabilité, que c'est de cet agent que relève la scarlatine puerpérale. La relation si intime unanimement constatée qui existe entre ces deux maladies : scarlatine et infection puerpérale est telle, en somme, que l'idée doit évidemment s'imposer à priori, que la première ne doit être qu'une façon d'être ou mieux une manifestation particulière de la seconde. Car, il suffit de prêter au streptocoque de l'infection puerpérale la propriété érythémogène et immunisante manifestée dans la scarlatine, pour rendre compte à la fois, de l'existence relativement fréquente de la scarlatine chez les accouchées, et des phénomènes puerpéraux dont la maladie cliniquement s'accompagne.

En outre, du moment que l'on fait connaître, ainsi que nous le ferons plus tard, la possibilité du développement d'une telle propriété érythémogène chez le streptocoque, l'hypothèse devient plus probable encore, surtout si, en même temps, l'on peut avoir quelques raisons de penser que, dans certaines conditions, la propriété immunisante *d'un microbe ordinairement non immunisant* se lie à une propriété érythémogène très prononcée. (Voir à ce sujet : p. 100 et 101.)

L'existence d'érythèmes infectieux sans caractère scarlatineux au cours de l'infection puerpérale la plus franche est d'ailleurs bien connue et il n'est que très naturel d'y voir déjà l'action érythémogène en quelque sorte ébauchée, du streptocoque. Loin d'isoler tous ces faits en traçant entre eux des lignes tranchées de séparation, n'est-il pas plus logique de les rapprocher et de voir dans ces érythèmes puerpéraux irréguliers des cas qui forment transition entre l'infection puerpérale simple sans érythème et l'infection puerpérale scarlatineuse (1) ?

De plus, il est avéré que certains cas de scarlatine puerpérale peuvent revêtir fréquemment une allure qui est aujourd'hui connue comme appartenant en particulier aux infections streptococciques. Tels sont, par exemple, les cas dans lesquels la scarlatine puerpérale ayant eu une issue rapidement funeste, a entraîné des manifestations septicémiques et pyémiques. Nous ne saurions faire plus ici, que signaler ces faits qui sont trop connus pour que nous ayions besoin d'y insister.

On trouvera dans la thèse de Durand la mention d'un cas plus précis encore, dû à Renvers. Il s'agit d'une scarlatine puerpérale compliquée d'arthrite suppurée des deux genoux. Dans ce cas, le streptocoque fut rencontré dans le pus des arthrites.

Enfin, une mention de Widal (2) nous fait connaître que cet auteur si compétent attribue nettement « l'érythème scarlatiniforme puerpéral » au streptocoque. « L'érythème scarlatiniforme puerpéral, est, dit-il, un des plus beaux exemples de ces érythèmes dus à l'action du streptocoque, comme nous l'a démontré une observation récente. »

Nous avons nous-même fait des recherches bactériologiques dans les trois cas de scarlatine puerpérale observés à la Clinique d'accouchement. Voici les résultats que nous avons obtenus :

Nous avons ensemencé le pus des lochies recueilli chez les trois malades : chez G... (cas 3) et T... (cas 5) (scarlatines puerpérales utéro-vaginales) et chez Ch... (cas 6) (scarlatine amygdalienne chez une accouchée). Or tandis que le streptocoque existait dans le pus lochial des deux premières femmes, il était absent dans le liquide lochial, d'ail-

(1) Cette réflexion doit être également appliquée à la scarlatine chirurgicale et à la scarlatine amygdalienne.

(2) Widal. Art. Streptococci du *Traité de médecine* de Brouardel, Gilbert et Girode.

leurs non purulent, de la troisième. Le streptocoque isolé, injecté à l'oreille des lapins, se montra virulent et amena la production d'abcès. Chez Ch... et T..., j'ai ensemencé aussi le mucus amygdalien, qui nous a donné du streptocoque dans les deux cas. Mais on ne saurait attacher qu'une bien minime importance à la présence du streptocoque dans la bouche, notamment au niveau de l'amygdale, puisqu'aussi bien chez les personnes saines et que chez les scarlatineux, ce microbe est toujours présent.

Comme il n'en est pas de même dans le vagin, je puis bien considérer comme un résultat digne de remarque, que, tandis que le streptocoque était présent dans les lochies légèrement purulentes des deux accouchées atteintes de scarlatine *utéro-vaginale*, il était absent chez l'accouchée atteinte de *scarlatine amygdalienne*.

Ces résultats personnels étant joints à ceux de Widal, au fait de Renvers et aux considérations signalées plus haut, nous autorisent à penser que le streptocoque est bien l'agent de la scarlatine puerpérale vraie ou utéro-vaginale, sans toutefois que nous soyons en mesure de préciser actuellement les conditions dans lesquelles il peut acquérir le rôle scarlatinogène.

J'ajoute enfin comme corollaire que si le streptocoque peût être considéré comme l'agent de la scarlatine puerpérale, il faut bien admettre, vu la nature identique des deux affections, qu'il est aussi l'agent de la scarlatine amygdalienne.

**Conclusions déduites de l'étude de la scarlatine puerpérale.** — Nous donnerons ci-dessous avec quelques détails, les conclusions qui se dégagent de notre étude de la scarlatine puerpérale, en nous attachant surtout à montrer comment, en appliquant notre pathogénie générale amygdalienne et streptococcique de la scarlatine à la scarlatine des accouchées, tous les faits connus de celle-ci, ou à peu près, s'expliquent avec la plus grande netteté. La constatation d'une concordance si exacte entre la théorie et les faits ajoutera, je l'espère, à la conviction que nous nous sommes efforcé de donner, de l'exactitude de cette théorie.

1° La scarlatine puerpérale est bien une vraie scarlatine, ainsi que depuis bien longtemps nombre de cliniciens éminents l'ont admis.

2° Elle comporte plusieurs variétés différentes, dont deux surtout sont communes :

a) La scarlatine puerpérale amygdalienne (scarlatine ordinaire chez une accouchée) ;

b) La scarlatine puerpérale utéro-vaginale (scarlatine puerpérale proprement dite).

3° La coexistence de ces deux formes au cours des épidémies s'explique naturellement par leur contagiosité réciproque. La scarlatine utéro-vaginale peut engendrer la scarlatine amygdalienne chez une accouchée et aussi chez une personne saine. La réciproque est également vraie. Si les femmes enceintes sont relativement indemnes de scarlatine puerpérale par rapport aux accouchées, c'est parce qu'elles n'offrent qu'une porte d'entrée de l'infection, les amygdales, tandis que les accouchées en offrent deux, les amygdales et les plaies utéro-vaginales.

4° La période limitée, pendant laquelle la scarlatine peut envahir la femme accouchée, s'explique aisément avec notre pathogénie, puisque l'infection scarlatineuse s'effectue au niveau des plaies utéro-vaginales, sans doute au moment de l'accouchement ou peu de temps après.

5° Il est naturel que cette période d'incubation soit la même que celle reconnue pour la scarlatine ordinaire ; cela résulte de l'assimilation démontrée.

6° S'il n'y a pas, en général, d'amygdalite dans la scarlatine puerpérale, c'est parce que cette scarlatine est le plus souvent utéro-vaginale.

7° Il faut prévoir pourtant (je n'en ai pas vu personnellement d'exemple) qu'étant donnée la prédilection de la scarlatine pour l'amygdale, il pourra se rencontrer des cas dans lesquels les amygdales seront prises à peu près en même temps que l'utérus et le vagin ou peu après, et peut-être aussi des cas où, l'amygdale étant la première infectée, l'utérus et le vagin pourront être infectés secondairement à bref délai. Il importe de faire à ces cas, une place dans la nosographie de la scarlatine. La désignation de *scarlatine puerpérale mixte* pourrait assurément leur convenir (1).

8° L'existence des complications génitales et périgénitales dans la scarlatine puerpérale s'explique par le siège local utéro-vaginal de l'infection, qui peut naturellement entraîner des complications locales

(1) En faveur de la superposition de la scarlatine amygdalienne et de l'infection puerpérale, on peut citer au moins ce cas : « Brunton (in thèse Durand) a vu une femme en couches atteinte de scarlatine avoir des lochies aussi fétides qu'on pouvait le désirer avec complications génitales, mais qui avait en même temps une *angine pultacée* et une desquamation par larges lambeaux et des complications rénales évidentes. »

de voisinage (péritonite, etc.) de la même façon que la scarlatine amygdalienne provoque l'otite, le bubon sous-maxillaire, etc. Le siège local différent de l'infection rend compte des complications de voisinage différentes.

9° L'observation reconnue, que la scarlatine puerpérale épargne les accouchées antérieurement atteintes de scarlatine ordinaire, s'explique naturellement, du moment qu'on assimile les deux affections.

10° Il n'est pas improbable qu'il faille expliquer par le siège local différent de l'infection scarlatineuse, quelques petites anomalies variées, parfois observées dans l'éruption : miliaire exagérée, distribution un peu inégale de l'éruption, absence fréquente d'énanthème bucco-pharyngé. Les réactions particulières de deux organes aussi différents que l'utérus et les amygdales expliquent suffisamment, sans qu'il faille voir là l'indication d'agents pathogènes distincts, les quelques dissemblances cliniques qu'on a de temps en temps signalées entre la scarlatine puerpérale et la scarlatine ordinaire.

11° Le génie épidémique de la scarlatine puerpérale a paru variable, suivant les épidémies ; le fait n'a rien de surprenant ; il suffit de remarquer qu'il en est de même pour la scarlatine ordinaire.

12° On s'expliquera la rareté actuelle de la scarlatine puerpérale, depuis la pratique soigneuse de l'antisepsie chez les accouchées. Malgré ces soins minutieux, cette maladie ne saurait cependant être complètement évitée, pas plus que ne peut l'être d'ailleurs l'infection puerpérale. C'est ce que prouve l'existence de la petite épidémie que j'ai signalée.

13° Notre pathogénie rend compte par l'origine streptococcique, du fait que la scarlatine est une complication possible de l'accouchement.

14° Elle permet de comprendre le développement possible de cas spontanés, dont l'existence est classiquement admise pour la scarlatine puerpérale et pour la scarlatine chirurgicale.

15° Elle rend compte de la coexistence, également constatée par quelques auteurs, des épidémies de scarlatine ordinaire, ou puerpérale, avec l'infection puerpérale.

Tels sont les principaux points éclaircis par notre pathogénie à la fois amygdalienne et streptococcique de la scarlatine, relativement à la scarlatine puerpérale. Nous allons maintenant montrer que l'étude de la scarlatine chirurgicale conduit à des conclusions identiques.

## CHAPITRE V

### Scarlatine chirurgicale.

L'étude assez détaillée que nous venons de faire de la scarlatine puerpérale nous dispensera d'accorder d'aussi longs développements à celle de la scarlatine chirurgicale dont elle ne constitue, à vrai dire, qu'un cas particulier.

On va retrouver dans les symptômes de la scarlatine chirurgicale des particularités analogues à celles qui ont été rencontrées dans la scarlatine puerpérale. Il est par suite facile de comprendre pourquoi les interprétations divergentes auxquelles cette scarlatine a donné lieu sont précisément les mêmes que celles qui ont été émises au sujet de la scarlatine puerpérale. Le parallélisme sera complet ; car, je puis le faire prévoir, la critique serrée des faits va nous faire aboutir, relativement à la pathogénie de cette scarlatine, à des conclusions identiques.

On a depuis fort longtemps remarqué la coexistence relativement fréquente de la scarlatine et du traumatisme. Batut (1) a pu en réunir 120 cas authentiques. C'est d'après cet auteur que nous tracerons d'abord sommairement la description de la maladie.

### Description de la scarlatine chirurgicale.

Voici comment se comporte un cas type de scarlatine chirurgicale :

A la suite d'une intervention opératoire quelconque, deux ou trois jours d'ordinaire après cette intervention, survient brusquement une fièvre plus ou moins vive, accompagnée de son cortège habituel de symptômes généraux (malaise, courbature, anorexie, vomissements, etc.) et bientôt suivie d'une éruption scarlatineuse typique. Cet exanthème évolue comme celui d'une scarlatine ordinaire. Il s'efface au

(1) Batut. Sur la scarlatine chirurgicale. Thèse Paris, 1882.

bout de quelques jours et est suivi d'une desquamation tout à fait semblable à la desquamation scarlatineuse.

La marche de la température se montre dans la plupart des cas conforme à ce qu'elle est dans la scarlatine commune. Si l'on a relevé dans quelques cas certaines variations anormales de la courbe thermique, il faut reconnaître qu'elles n'excèdent pas celles qui sont si fréquemment constatées dans la scarlatine ordinaire. Aussi n'y a-t-il pas lieu de relever plus particulièrement les cas où la température excessive a dépassé 41°, non plus que ceux où elle n'a atteint que 37°,8.

On a observé dans la scarlatine chirurgicale les principales complications de la scarlatine ordinaire et notamment les complications articulaires et les complications rénales. L'albuminurie a été notée dans une importante proportion, près de la moitié des cas.

Le pronostic de l'affection doit toujours être réservé. Batut a signalé 16 morts sur 120 cas.

Rien ne permettrait donc, en présence d'un tel ensemble clinique, de douter qu'on ait affaire à une scarlatine vraie si, comme dans la scarlatine puerpérale, on n'avait constaté certaines anomalies remarquables.

Ces anomalies sont au nombre de deux principales : 1° l'absence ou le peu d'importance ordinaire de l'angine ; 2° l'existence de complications du côté de la plaie.

D'après Batut, l'angine manquerait dans la moitié des cas. De plus, dans beaucoup d'observations, elle est signalée comme minime ou insignifiante.

Cette première particularité de la scarlatine chirurgicale prête évidemment à des considérations semblables à celles que nous avons émises à propos de la scarlatine puerpérale où les faits sont exactement les mêmes. Nous sommes en droit de penser actuellement que l'absence complète d'angine correspond à l'absence d'amygdalite et de tout énanthème bucco-pharyngé, et que l'angine minime ou insignifiante correspond à la présence d'un énanthème bucco-pharyngé plus ou moins prononcé mais *sans amygdalite*.

Enfin la lecture des observations de scarlatine chirurgicale nous apprend que les cas sans angine peuvent coïncider dans des salles de chirurgie avec des cas de scarlatine ordinaire avec angine et notamment amygdalite intense. En somme, nous ne pouvons douter aujourd'hui, qu'il y a, au point de vue de l'état de la gorge dans la scarlatine des blessés, comme dans la scarlatine puerpérale, trois cas à considérer : 1° les cas dans lesquels manquent à la fois l'amygdalite et l'énanthème bucco-pharyngé; 2° les cas où le mal de gorge n'est représenté que par l'énanthème ; 3° les cas où la scarlatine, tout à fait ordinaire, s'accompagne du mal de gorge typique.

Quant aux complications du côté de la plaie, c'est évidemment là un phénomène qui doit être rapproché de l'existence des complications génitales dans la scarlatine puerpérale. Ces complications du côté de la plaie ont été signalées par de nombreux observateurs. Tous les auteurs à peu près, qui se sont occupés de la scarlatine chirurgicale, sont d'accord sur ce point, que les plaies qui coïncident avec cette affection sont d'une guérison difficile, d'une cicatrisation longue, souvent d'aspect mauvais. Presque tous, il est vrai, méconnaissant l'interprétation rationnelle de la scarlatine chirurgicale, joignent à cette constatation importante des faits une interprétation très discutable. Ils supposent qu'après un acte opératoire, l'invasion d'une scarlatine intercurrente a sur l'évolution de la plaie l'influence la plus fâcheuse. Pour nous, il ne saurait faire de doute que cet état de la plaie ne doit pas être rapporté à une influence problématique exercée par la scarlatine. Il résulte simplement de ce fait que la scarlatine chirurgicale survient toujours au cours d'une plaie infectée. C'est ce qui résulte bien nettement des observations rapportées dans ce travail. De plus, il est remarquable, que par une opposition semblable à celle que nous avons constatée pour la scarlatine puerpérale, les complications locales de la plaie coïncident précisément avec les cas de scarlatine des blessés dans lesquels, qu'il y ait ou non de l'énanthème pharyngé, il n'y a pas, en tout cas, d'amygdalite. C'est ainsi que l'observation de Dowson (obs. 6) note expressément l'absence de l'amygdalite en même temps que l'existence d'une poussée inflammatoire manifeste de l'oreille, dans un cas où la scarlatine est survenue au cours d'une otorhée. De même, dans notre observation 5, on a constaté la poussée inflammatoire au niveau de la plaie de la hanche et en même temps l'absence d'amygdalite, chez un enfant atteint de scarlatine au cours d'une coxalgie suppurée. Le fait ressort encore bien nettement du relevé si intéressant que Dowson a fait des cas de scarlatine survenus dans une salle de chirurgie de l'hôpital de Pendlebury en 1887 (v. p. 82). Si nous ajoutons que Trélat, Dunoyer, Goodhart, Paley, Stirling reconnaissent qu'à la suite de la scarlatine chirurgicale la cicatrisation est d'ordinaire retardée ou que l'opération tentée se termine par un insuccès ou même que la mort peut survenir dans des cas d'opérations légères telles que l'opération du phimosis, nous sommes bien en droit d'affirmer que, lorsque la scarlatine chirurgicale survient, c'est ordinairement au cours des plaies infectées.

Une remarque, que nous considérons comme très intéressante et très suggestive au point de vue de l'explication du début de l'énanthème par la gorge dans la scarlatine ordinaire, a été faite par beaucoup d'observateurs, c'est que dans la scarlatine chirurgicale, l'éruption débute souvent aux alentours de la plaie et offre aussi en ce point sa plus grande intensité.

Quoique la vérité des faits que nous venons de signaler ne puisse guère être aujourd'hui contestée, il n'est peut être pas inutile de faire voir que, s'ils ont été il y a peu de temps encore, mis en doute par quelques auteurs et notamment par Trélat et son élève Batut, les observations sur lesquelles ces critiques se sont appuyées ne sont pas elles-mêmes à l'abri de toute critique.

Pour Trélat, la scarlatine chirurgicale n'était que le résultat d'une pure coïncidence avec le traumatisme. Aussi pensait-il que le traumatisme pouvait être quelconque : traumatisme sans plaie ou traumatisme avec plaie.

Mais il nous suffira, pour infirmer cette opinion, de citer la statistique des cas, rapportés par Batut lui-même dans sa thèse, qui ne sont, assure l'auteur, que des cas bien nets de scarlatine chirurgicale.

Or, on constate que 97 fois la scarlatine a succédé à une plaie (1), et 7 fois seulement à une affection chirurgicale sans plaie. Aussi n'est-ce pas sans étonnement que nous lisons, après cet exposé statistique, sous la plume de Batut, les réflexions suivantes :

« Il nous paraît probable qu'une statistique plus exacte augmenterait le nombre des dernières (c'est-à-dire des affections chirurgicales sans plaie) ; l'on est plus frappé, en général, de la singularité de la coïncidence d'une fièvre éruptive et d'un traumatisme opératoire ; et

(1) 86 fois il s'agissait d'une plaie opératoire et 11 fois d'une plaie pathologique.

sûrement beaucoup d'affections chirurgicales sans plaie, compliquées d'une fièvre scarlatine, ont dû être passées sous silence », et Batut conclut « Nous ne voyons donc pas, de par les chiffres que la scarlatine soit le privilège des opérés dans la pratique chirurgicale. »

On chercherait vainement la raison de cette résistance à des données statistiques aussi claires si l'on ignorait ce détail, que le travail de Batut a été écrit sous l'inspiration de Trélat qui croyait, nous venons de le dire, à une invasion accidentelle de la scarlatine en chirurgie. Il nous sera bien permis de supposer que, dans ce cas, au moment de conclure, les opinions du maître ont dû fortement influencer celles de l'élève.

Si, poussant plus loin l'analyse, nous nous demandons maintenant à quelle espèce de plaies succède la scarlatine chirurgicale, il nous suffit de parcourir les statistiques pour constater que la plaie n'est nullement spécifiée ni par sa nature, ni par la région qu'elle occupe. On en jugera par cette liste hétérogène indiquant à quelle sorte de plaie a succédé la scarlatine chirurgicale dans quelques cas bien nets signalés par divers auteurs.

On a vu la scarlatine succéder :

— à l'ablation d'un kyste du cou (Hilton);
— à une blessure de tête (May) ;
— à une blessure du pouce (May) ;
— à une ovariotomie (Bryant) ;
— à une section de tendons (Howse) ;
— à une résection du coude (Riedinger) ;
— à une ablation de lipome (Howse, Riedinger) ;
— à l'incision d'un hématome de la région prérotulienne (Howse) ;
— à une brûlure (Stirling, Flolliot) ;
— à une plaie du front (Riedinger) ;
— à une opération d'hydrocèle par l'incision (Riedinger) ;
— à une plaie du genou (Riedinger) ;
— à une amputation de Pirogoff (Treub);
— au débridement d'une cicatrice ano-périnéale, suite de brûlure (Treub);
— à une ouverture de phlegmon du bras, suite de piqûre anatomique chez trois médecins (Riedinger);
— à la circoncision (Stirling), etc., etc.

Il est clair, après une telle énumération, qu'il n'y a aucun rapport entre le siège et la nature de la plaie et le développement de la fièvre éruptive. Nous pouvons donc affirmer par avance que le traumatisme n'agit pas, comme l'ont supposé tant d'auteurs, parce qu'il crée chez les blessés une perturbation organique particulière, qui d'ailleurs, doit être bien insignifiante dans les cas de blessures minimes, telles que piqûres anatomiques, ouvertures d'abcès, etc., mais parce qu'il crée une *solution de continuité dans les tissus et ouvre une porte à l'infection*, dont nous signalions plus haut l'existence.

**Opinions émises sur la scarlatine chirurgicale.**

L'histoire de la scarlatine chirurgicale a donné lieu aux mêmes discussions et aux mêmes opinions contradictoires que la scarlatine puerpérale. Il ne saurait échapper à personne aujourd'hui qu'il n'y a aucune différence à faire entre ces deux scarlatines, que celle qui résulte de la porte d'entrée différente de l'agent infectieux. C'est aussi, pensons-nous, la conclusion qui devra ressortir de la comparaison de la scarlatine chirurgicale et de la scarlatine ordinaire.

**Insuffisance de la théorie classique de la scarlatine pour expliquer la scarlatine chirurgicale.** — La théorie classique actuelle de la scarlatine ne peut expliquer la scarlatine chirurgicale, pour les mêmes raisons qu'elle n'explique pas la scarlatine puerpérale.

Elle n'explique pas plus pourquoi la scarlatine peut être — comme l'érysipèle d'ailleurs, mais bien moins fréquemment, — une complication des plaies, qu'elle n'explique pourquoi elle peut être une complication de l'état puerpéral.

Pourquoi la scarlatine apparaît-elle de loin en loin dans les services de chirurgie comme dans les maternités ? C'est là un mystère pour la théorie classique qui ne peut s'en tirer que de trois façons, soit en contestant la prédilection de la scarlatine pour les blessés, soit en contestant la nature réellement scarlatineuse de l'infection, soit en invoquant une prédisposition organique propre aux blessés, une sorte d'idiosyncrasie traumatique. Nous allons voir tout à l'heure ce que valent ces contestations et cette explication.

Remarquons encore que la théorie classique ne saurait expliquer l'absence d'angine ou plutôt (car l'énanthème bucco-pharyngé paraît exister fréquemment) l'absence d'*amygdalite*.

Elle n'explique pas non plus pourquoi, aux cas de scarlatine chirurgicale sans angine, s'entremêlent au cours des épidémies des cas avec angine très intense et amygdalite indéniable. Elle ne peut qu'imaginer une coïncidence de ces cas, et un effet de hasard que nous contesterons à notre tour tout à l'heure.

Elle n'explique pas le balancement qui existe entre l'absence d'amygdalite et la présence des complications du côté de la plaie, ou bien il lui faut pour cela admettre celte hypothèse éminemment discutable, que la scarlatine influence par elle-même l'évolution des plaies.

Toutes ces particularités reçoivent au contraire, nous l'indiquerons plus loin, une explication correcte de notre pathogénie de la scarlatine.

**Hypothèse de la simple coïncidence**. — Cette hypothèse jouissait il y a peu de temps encore d'une grande faveur (Traub, Sanné, Trélat, Batut, etc.), comme explication de la scarlatine chirurgicale.

Il est certain qu'il y a dans cette hypothèse, une certaine part de vérité.

Il est bien évident qu'un enfant ou un adulte atteint de traumatisme, peut être, comme tout autre, exposé à contracter une scarlatine ordinaire. Il est possible même qu'il soit pris précisément de scarlatine peu de temps après une opération, s'il a été exposé dans les délais normaux de l'incubation scarlatineuse, à un contage scarlatineux. Mais peut-on expliquer ainsi tous les cas ?

Il est d'abord certain que le nombre considérable des cas qu'on pouvait, avant l'antisepsie, recueillir de la coexistence du traumatisme et de la scarlatine ne saurait s'expliquer autrement que par une relation de cause à effet, et non par une simple coïncidence. Il est remarquable, par exemple, que la rougeole, pourtant plus fréquente que la scarlatine, ne coïncide qu'exceptionnellement avec le traumatisme. C'est à peine si Howse a pu réunir une douzaine de cas de rougeole liés au traumatisme en parcourant les Archives de Guy's Hospital pendant une période de vingt ans. La prédisposition des opérés à contracter la scarlatine a d'ailleurs été reconnue par nombre d'auteurs (Howard Marsh, Dunoyer, etc.).

En second lieu, il importe de tenir compte de ce fait bien reconnu par tous les auteurs, c'est que scarlatine et traumatisme se succèdent chronologiquement suivant une loi assez constante. La scarlatine consécutive à un acte opératoire ou à un traumatisme accidentel suivi de plaie, survient d'ordinaire dans un certain délai qui n'excède pas généralement huit jours et qui, très fréquemment, se limite à trois ou quatre jours, ce qui est précisément la durée d'incubation habituelle et de la scarlatine puerpérale et de la scarlatine ordinaire. Il faudrait donc admettre, pour que cette règle chronologique s'explique avec l'hypothèse d'une invasion de scarlatine accidentelle, que la contagion s'est toujours effectuée dans un laps de temps très voisin de celui de l'opération. Ou bien, il faudrait supposer que l'infection scarlatineuse étant réalisée, comme le veut Paget, avant le traumatisme, le choc opératoire accélère l'effet du poison antérieurement absorbé et détermine l'apparition rapide de la maladie dans les premiers jours qui suivent le traumatisme. Mais Riedinger (1880) a déjà fait observer que l'opinion de Paget est trop exclusive, et Stirling (1) dit aussi quelque part : « Si l'on admet une infection antérieure à l'opération, celle-ci devrait toujours avoir lieu un temps limité avant l'opération, vu l'invariabilité de la période d'incubation et la constance de l'apparition de l'éruption dans un temps donné, toujours le même après une opération. » Pour ce qui est du choc opératoire, il y a tout lieu de penser qu'il ne peut guère être invoqué lorsqu'il s'agit de traumatismes aussi légers que ceux qui sont cités par Riedinger et d'autres, et qui ont consisté en piqûre anatomique ou ouverture d'abcès.

Comment, en outre, expliquerait-on dans cette hypothèse les caractères si particuliers de la scarlatine chirurgicale, l'absence d'angine et les complications au niveau de la plaie? Faudrait-il après l'idiosyncrasie de la puerpéralité, invoquer une idiosyncrasie du traumatisme qui éviterait l'amygdalite aux blessés scarlatineux?

Comment encore expliquerait-on que la scarlatine chirurgicale survienne non pas à la suite d'une plaie quelconque, mais seulement à la suite d'une plaie infectée?

(1) STIRLING. Cité par Batut.

Pourquoi enfin cette complication serait-elle devenue si rare aujourd'hui depuis la pratique de l'asepsie et de l'antisepsie, qu'elle s'est en quelque sorte presque effacée du souvenir des médecins et des chirurgiens ?

**Hypothèse de l'infection septique des plaies.** — De même que l'on a fait de la scarlatine puerpérale un érythème infectieux d'origine utéro-vaginale relevant de l'infection puerpérale, de même on a pu faire de la scarlatine chirurgicale un érythème infectieux relevant de l'infection septique des plaies. Cette théorie constitue un évident progrès par rapport à la précédente, mais elle prête aux mêmes critiques que la théorie analogue émise pour la scarlatine puerpérale. Elle méconnaît la nature scarlatineuse de la scarlatine chirurgicale et établit entre la scarlatine ordinaire et la scarlatine chirurgicale, en dépit des affinités étroites de ces deux maladies, une séparation très tranchée que ne justifie point l'étude comparée des deux affections et que les faits d'ailleurs, nous le verrons, ne permettent plus de conserver.

A part cette différence, qui d'ailleurs est capitale au point de vue doctrinal, l'hypothèse de l'érythème infectieux est tout à fait admissible. Elle rend compte de l'existence relativement fréquente de la scarlatine chez les blessés, explique clairement la liaison de cette scarlatine à l'infection d'une plaie, en reconnaissant que celle-ci peut être la lésion locale primitive ou la porte d'entrée de la maladie (suivant une idée nettement soutenue déjà par Riedinger en 1881) (1) ; elle explique pourquoi cette scarlatine apparaît peu de temps après les opérations, par suite d'une infection effectuée ordinairement au moment de l'acte opératoire ; elle explique enfin l'existence des complications constatées du côté de la plaie.

Mais outre qu'elle méconnait la nature scarlatineuse de la scarlatine chirurgicale, elle n'explique pas pourquoi l'on rencontre au cours

(1) Cet auteur invoquait notamment en faveur de cette opinion le début fréquent de l'exanthème par la plaie ou sa plus grande intensité dans son voisinage. Il ajoute même cette remarque si judicieuse : « C'est le cas pour l'érysipèle, pourquoi n'en serait-il pas de même pour la scarlatine et la diphtérie qui ont tant d'affinités avec lui ! »

des épidémies de cette affection, à côté des cas sans angine, des cas où l'angine est violente et l'amygdalite manifeste.

Nous voici donc, en fin de compte, amené à nous poser cette question capitale : la scarlatine chirurgicale est-elle une vraie scarlatine ?

**Nature scarlatineuse de la scarlatine chirurgicale.** — La scarlatine chirurgicale est une vraie scarlatine, telle est l'opinion que nous soutenons. C'est, ajoutons-nous, une scarlatine qui ne diffère de la scarlatine ordinaire que par le siège de son infection primitive au niveau de la plaie opératoire.

Il me sera bien permis d'invoquer d'abord, en faveur de la première proposition, l'opinion de presque tous les auteurs anciens qui ont écrit sur la scarlatine chirurgicale, car ils ont été presque unanimes à admettre l'identité de la scarlatine chirurgicale et de la scarlatine commune. Il n'y a pas eu à ce propos les mêmes divergences que pour la scarlatine puerpérale. Celles-ci ne se sont montrées que lorsqu'il s'est agi d'expliquer les relations de cette scarlatine avec le traumatisme.

Toutefois il est bien évident qu'il n'y a vraiment qu'un moyen d'imposer sur ce point la conviction. C'est de démontrer que la scarlatine chirurgicale peut être engendrée par la scarlatine ordinaire ou peut l'engendrer elle-même.

On voudra bien reconnaître d'abord que cette démonstration étant déjà faite pour la scarlatine puerpérale, il y a les plus fortes présomptions pour qu'elle puisse être faite aussi pour la scarlatine chirurgicale. Or à ces présomptions viennent s'ajouter quelques observations précises, que nous allons rapporter.

Un premier fait, favorable à notre interprétation, nous a été communiqué par M. le Dr Brun. Cette observation (obs. 5) qui, je tiens à le remarquer, a été rédigée en dehors de toute opinion préconçue relativement à nos idées, par notre collègue Jean Hallé, se rapporte à une malade du service de M. Brun, qui fut prise de scarlatine chirurgicale au cours d'une coxalgie suppurée de la hanche. Fièvre d'emblée très élevée, vomissements, éruption scarlatineuse généralisée typique, langue partiellement desquamée, tels ont été les premiers phénomènes si évidents de scarlatine, que l'enfant fut immédiatement passée dans le pavillon réservé à cette fièvre éruptive aux Enfants-Malades, dans le service de M. Marfan. La maladie offrit ses caractères particuliers si connus : absence d'amygdalite et poussée inflammatoire du côté de la plaie. Il s'agissait donc bien de scarlatine chirurgicale vraie, dont la porte d'entrée ne pouvait être que la plaie de la hanche. Or, l'observation nous signale manifestement l'origine très probable du contage. La tante de la petite malade, qui venait chaque semaine voir sa nièce à l'hôpital des Enfants-Malades, avait eu tout récemment chez elle une fillette atteinte d'une scarlatine grave. Cette fillette avait succombé à son affection, trois semaines environ avant l'invasion de la scarlatine chez la petite tuberculeuse. Il est noté expressément dans l'observation que, dans la salle Bilgrain, où était soignée la petite fille, il n'y avait pas eu de cas de scarlatine depuis trois ans. C'est déjà là un premier cas dans lequel apparaît, avec une certaine probabilité, la relation de contagion possible entre une scarlatine chirurgicale et une scarlatine ordinaire antécédente.

On trouve d'autres observations semblables consignées dans différents ouvrages. En voici un de Léa (1) : Un homme à qui l'on ouvre un abcès pour une nécrose du tibia est pris, quelques jours plus tard, de scarlatine *sans angine*, avec desquamation et albuminurie. L'un des enfants du malade avait eu auparavant la scarlatine, et subséquemment tous les autres enfants furent atteints. Cet homme fut le seul adulte ayant contracté la scarlatine dans cette épidémie qui atteignit plusieurs enfants. Comment ne pas admettre encore ici le lien de contagiosité entre la scarlatine chirurgicale de l'adulte et la scarlatine ordinaire, antécédente de l'enfant?

Voici encore une autre observation de Riedinger (2). Un jeune médecin, à la suite d'une piqûre anatomique, est atteint, le 7 mai 1878, d'un vaste phlegmon diffus de tout le membre supérieur gauche, nécessitant des incisions multiples et des drainages. Le 20 mai, la scarlatine se déclare ; *elle part de la plaie.* Il se déclara de la fièvre en même temps que se produisit de la rougeur. La fièvre due au phlegmon avait déjà disparu. Riedinger avait réservé son diagnostic relativement à la scarlatine de ce malade, lorsque le 29 mai, la jeune sœur du médecin, qui le soignait, et qui avait une petite plaie au

(1) Léa. *Brit. Med. Journ.*, 15 février 1879.
(2) Riedinger. In thèse Batut.

doigt, et quoique n'étant pas, depuis quelque temps, sortie de la maison, fut atteinte d'une scarlatine *bien déclarée*. Dès lors, Riedinger n'eut plus de doute sur le diagnostic de scarlatine qu'il avait dès l'abord réservé.

Un fait reste indécis dans l'observation de Riedinger. La jeune femme contagionnée par son frère eut-elle, étant donnée la plaie qu'elle portait au doigt, une scarlatine chirurgicale ou une scarlatine ordinaire, amygdalienne? La seconde supposition pourtant s'accorde mieux avec cette remarque de Riedinger que, s'il put douter quelque temps de la scarlatine du jeune homme, ce doute s'effaça lorsqu'il constata chez la jeune femme la scarlatine « bien déclarée », c'est-à-dire probablement une scarlatine ordinaire bien caractérisée.

D'ailleurs, si l'on conservait quelques doutes encore au sujet des rapports de contagiosité qui existent manifestement entre la scarlatine chirurgicale vraie, c'est-à-dire à porte d'entrée opératoire, et la scarlatine ordinaire, il suffirait, pour les effacer, de parcourir un tableau dressé par Dowson, des cas de scarlatine survenus en 1887 dans une salle de chirurgie de l'hôpital des Enfants-Malades de Pendlebury, près de Manchester (1). On y voit les cas de scarlatine sans angine s'entremêler chez des opérés avec les cas de scarlatine avec angine (scarlatine ordinaire), dans l'espace d'un mois, de telle sorte qu'il n'est pas possible de douter de la contagiosité réciproque de ces différents cas, et par conséquent, de l'identité de leur nature scarlatineuse. C'est ainsi que l'on vit survenir, le 12 novembre, 1 cas de scarlatine avec angine ; le 13, 2 cas avec angine et 1 sans angine ; le 14, 2 cas avec angine ; le 18, 1 cas sans angine ; le 19, 1 cas sans angine ; le 24, 1 cas avec angine. L'état de la blessure ayant été soigneusement noté dans toutes ces observations, il est remarquable que l'état sain de la blessure a toujours accompagné la présence de l'angine, et que l'infection de la plaie a toujours coïncidé avec l'absence de l'angine.

Tout cet ensemble de faits me paraît suffisamment convaincant. Il démontre avec netteté que, dans certains cas, la scarlatine chirurgicale vraie, sans amygdalite, est reliée à la scarlatine ordinaire, amygdalienne, par le lien de la contagiosité. Il en résulte qu'on ne peut séparer complètement l'une de l'autre ces deux scarlatines, et qu'on doit

(1) *British Medical Journal*, 1887.

les considérer simplement comme deux variétés d'une simple et unique maladie.

Ce point capital étant établi, il n'est peut-être pas inutile d'ajouter qu'ainsi que l'énonçaient trop exclusivement les défenseurs de l'hypothèse de la coïncidence, il existe réellement chez les blessés des cas où une scarlatine ordinaire n'est liée au traumatisme que par un rapport de pur hasard. Quoique ces cas soient probablement assez rares, nous en avons recueilli une observation démonstrative.

Il s'agit d'un étudiant en médecine qui fut pris de scarlatine quatorze jours après une blessure avec plaie par coup de canne au niveau de l'arcade sourcilière gauche. La plaie s'était réunie par première intention, et outre l'énanthème bucco-pharyngé, l'amygdalite pultacée fut typique. L'existence si assurée à priori de cas de cette nature atténue naturellement beaucoup l'intérêt de leur relation.

Enfin, il est un dernier point sur lequel nous serons très bref, car il ne nous paraît guère contestable. Il est relatif à la spontanéité possible de la scarlatine chirurgicale. Il est bien difficile d'admettre que tous les cas de scarlatine chirurgicale, résultant de l'infection d'une plaie relèvent de la contagion scarlatineuse, c'est-à-dire d'une infection par un microbe spécifique particulier à la scarlatine. Cette maladie apparaît bien plutôt, dans de nombreux cas, comme le résultat de l'activité spéciale d'un microbe banal introduit dans la plaie originelle. Il semble aussi invraisemblable pour la scarlatine que pour l'érysipèle, de penser que l'affection doit résulter toujours d'une inoculation purement scarlatineuse. Si, pour la scarlatine puerpérale, le développement possible de cas spontanés n'est déjà guère contestable, pour la scarlatine chirurgicale, il semble bien qu'on puisse plus difficilement encore le révoquer en doute. Nous citerons notamment les trois cas de Riedinger qui nous paraissent bien plaider en faveur de cette opinion : que la scarlatine chirurgicale peut résulter d'une infection par un microbe banal.

Il s'agit de trois médecins (1) qui furent pris de scarlatine, les deux premiers à la suite de l'incision d'un phlegmon provoqué par une piqûre anatomique, et le troisième (qui, seul de sa famille, avait été jusque-là indemne de scarlatine) à la suite d'une piqûre septique du doigt avec une épingle ayant servi à fixer un pansement.

(1) RIEDINGER. In thèse Batut. L'un des cas a déjà été cité plus haut.

**Bactériologie de la scarlatine chirurgicale.**

Puisque la scarlatine chirurgicale est réellement une scarlatine, ne différant de la scarlatine ordinaire que par sa porte d'entrée au niveau de la plaie, il apparait évident que l'étude bactériologique de cette forme de scarlatine peut servir à élucider, dans des conditions de recherches assurément plus simples, la pathogénie des autres formes.

Or, il y a un microbe pathogène nettement désigné comme agent de la scarlatine chirurgicale : c'est le streptocoque.

Nous avons fait voir que les plaies qui donnent naissance à la scarlatine chirurgicale sont des plaies infectées. Nul ne doute aujourd'hui que l'agent le plus commun de ces infections est précisément le streptocoque.

La présomption du rôle pathogénique de ce microbe dans la scarlatine chirurgicale s'accroît encore par la lecture des observations dans lesquelles la maladie s'est compliquée de pyohémie, d'arthrites suppurées et de diverses autres complications qui, dans l'immense majorité des cas, relèvent du streptocoque. Certaines observations sont particulièrement nettes à cet égard. Une de Stirling (1), relative à un cas de scarlatine chirurgicale compliqué d'arthrites purulentes des poignets et des genoux, ne saurait guère, même en l'absence de contrôle bactériologique, laisser de doute sur la nature streptococcique de l'affection.

Nous ne pensons pas qu'on puisse non plus contester la nature streptococcique extrêmement probable des phlegmons survenus, d'après les observations de Riedinger citées plus haut, chez deux médecins, à la suite d'une piqûre anatomique et dont l'incision a déterminé l'apparition de la scarlatine. Le rôle prépondérant du streptocoque dans ces affections a été trop bien mis en lumière par Achalme pour qu'on ne soit pas en droit de l'incriminer dans ces observations (2).

Mais il y a mieux encore. Chez l'enfant du service de M. Brun, dont j'ai cité plus haut l'observation, et qui succomba au cours de sa scarlatine chirurgicale, avec des accidents septiques évidents, l'examen bactériologique fut pratiqué par M. Hallé. Le streptocoque fut

(1) STIRLING. *Saint-Georges Hospital Reports*, 1879.
(2) ACHALME. *Sur l'érysipèle*. Thèse Paris, 1893.

révélé dans le pus de la hanche malade, associé à d'autres microbes indéterminés et à l'état de pureté dans le sang du cœur et dans le pus des gaines synoviales d'un poignet. Deux souris inoculées avec le sang et le pus succombèrent en vingt-quatre heures à la septicémie streptrococcique. Dans tous ces examens, le microbe fut révélé sur lamelles et par les cultures. Il n'y a, suivant nous, aucune raison valable pour ne pas attribuer, dans un tel cas, aux propriétés pathogènes du streptocoque, aussi bien l'éruption scarlatineuse typique, qui a marqué le début de l'infection, que la septicémie qui l'a rapidement suivie. Une telle opinion se trouve d'ailleurs corroborée par les résultats bactériologiques obtenus dans des cas analogues et pour ainsi dire symétriques de scarlatine ordinaire, amygdalienne. C'est, par exemple, à un cas de ce genre que se rapporte une observation de Marie Raskin (1), relative à un malade qui succomba au troisième jour de sa scarlatine, et chez lequel, pendant la vie et à l'autopsie, le streptocoque fut trouvé dans le sang et les viscères. Il nous paraîtrait aussi illogique, dans un cas comme dans l'autre, de se refuser à incriminer le streptocoque virulent de l'ensemble des accidents morbides.

Ajoutons que la haute probabilité du rôle scarlatinogène du streptocoque, dans tous ces cas, est encore appuyée par la concordance remarquable des résultats bactériologiques obtenus dans nos recherches sur la scarlatine puerpérale.

En résumé, nos conclusions relativement à la scarlatine chirurgicale sont exactement les mêmes que celles relatives à la scarlatine puerpérale. Il serait donc inutile de les inscrire à nouveau ici, il nous suffira, pour en donner une idée complète et faire connaître toutes leurs conséquences, de renvoyer le lecteur à l'énumération détaillée qui en est faite à la fin de notre chapitre sur la scarlatine puerpérale. Toutes les propositions, ou à peu près, qui sont inscrites à la fin de ce chapitre s'appliquent exactement, pourvu que l'on substitue dans l'exposé les termes appropriés, à tous les faits et à toutes les conditions connues de la scarlatine chirurgicale.

(1) Marie Raskin. Obs. 13. *Centralblatt für Bakteriologie und Parasitenkunde*, 1889, t. V, p. 167.

## CHAPITRE VI

### Contagiosité de la scarlatine.

Après avoir montré quels arguments multiples militent en faveur de ces deux conclusions : 1° l'origine amygdalienne ; 2° la nature streptococcique de la scarlatine, il est très important de constater comment ces deux données pathogéniques s'accordent avec tous les faits connus relatifs à l'étiologie de la scarlatine et en particulier avec les conditions diverses dans lesquelles s'effectue la contagiosité de cette fièvre éruptive.

Il ne fait pas de doute que cette affection relève dans la grande majorité des cas d'une contagion antérieure. Quelles sont donc les conditions de cette contagion ?

Et d'abord à quelle période la scarlatine est-elle contagieuse ?

**Contagiosité des squames.** — Tous les auteurs sont unanimes à reconnaître que la scarlatine est très contagieuse à la période de desquamation. C'est là un fait hors de toute contestation. Au cours d'une épidémie de scarlatine récemment (1892) observée par Fiessinger (1) à Oyonnax, cet auteur a noté que 14 fois sur 18, la maladie a été transmise pendant la période de desquamation tant par contagion directe que par contagion indirecte. Dans des cas de ce genre, tous les auteurs s'accordent à incriminer les squames comme agents sinon exclusifs, du moins principaux de la diffusion morbide.

Nous n'avons aucune raison pour contester ce rôle des squames dans la contagion scarlatineuse ; il nous paraît au contraire bien établi ; mais nul ne pourrait dire actuellemement dans quelle proportion précise il s'exerce. Il n'est pas défendu de penser que ce rôle a pu être quelque

(1) FIESSINGER. La spontanéité de la scarlatine. *Gazette médicale de Paris*, n° 51, 1892.

peu exagéré, et cela, pour des raisons faciles à entrevoir. L'existence des squames visibles et palpables, susceptibles de se répandre au loin, de s'attacher aux objets et d'être transportées avec eux, a dû naturellement, en l'absence de toute idée précise sur le principe contagionnant de la scarlatine, séduire fortement les médecins parce qu'elle donne en quelque sorte un corps, un substratum tangible à ce principe inconnu. De plus, comme il est bien démontré que la scarlatine est contagieuse pendant un temps fort long, le fait que la desquamation est aussi un phénomène de longue durée, n'a pas manqué d'augmenter le crédit accordé à cette opinion de la grande contagiosité des squames.

Quoi qu'il en soit de la fréquence de ce mode de contagion, considérant le fait comme avéré, nous allons faire voir comment il peut s'expliquer avec notre pathogénie.

Tout d'abord il n'est peut-être pas inopportun de rappeler que l'explication qu'en donne la théorie classique n'est pas sans soulever de sérieuses objections que nous avons déjà énumérées (v. ch. II), Admettre, en effet, une migration du microbe scarlatineux à travers les couches épidermiques de la peau, c'est se heurter aux arguments qu'on peut tirer, à l'encontre de ce fait, de l'absence reconnue de tout microbe dans le sang et la peau des scarlatineux, de la rareté relative des septicémies, de la probabilité de l'origine toxique de l'éruption, de l'exemple contraire de l'érysipèle, et enfin du rôle bien connu des épithéliums comme obstacle aux passages microbiens.

A cette explication si défectueuse, nous en opposons une autre qui concorde remarquablement avec la théorie de l'origine bucco-pharyngée de la scarlatine et qui a déjà été indiquée avant nous par Dowson : c'est que les squames ne tirent leur contagiosité que de leur contamination même, au même titre que les vêtements et tous les autres objets en contact avec les scarlatineux. Et si ces squames sont les véhicules les plus ordinaires de la contagion, c'est que précisément elles sont dans les conditions les meilleures pour être contaminées et cela pendant toute la durée de la maladie.

Dans l'hypothèse que les microbes de la scarlatine pullulent dans la bouche, principalement au niveau des amygdales, comment ne pas voir, en effet, les occasions multiples qui rendent presque fatale la contamination des squames, surtout des squames des parties découvertes (mains, cou, face)? Comment, en vérité, ne seraient-elles pas souillées, à un moment donné, soit à distance par les particules salivaires émises dans l'acte de la parole, la toux, les efforts de vomissement, le crachement, l'éternuement, etc., soit par le contact direct des mains aux lèvres, à la bouche, pendant les repas et dans bien d'autres circonstances faciles à entrevoir.

Que l'on ajoute encore la possibilité de leur souillure par des objets intermédiaires et l'on voit combien doit être habituelle cette contamination des squames par le microbe bucco-pharyngé. Que l'on juge si ce mode d'infection n'est pas plus simple et plus clair que celui qui résulterait d'une effraction des microbes à travers la peau en ces divers points! Il ne nous paraît pas qu'on puisse hésiter entre ces deux hypothèses mises en regard : la contamination d'origine interne et la contamination d'origine extérieure des squames.

**Contagiosité à la période éruptive.** — Mais la scarlatine n'est pas contagieuse — ce fait est classiquement reconnu — qu'à la période de desquamation. Elle est encore fortement contagieuse à la période d'éruption (Potier, Girard, Cadet de Gassicourt). Fiessinger, au cours de l'épidémie à laquelle nous avons fait allusion plus haut, a observé quatre fois sur 18 cas, la contagion à la période d'éruption, d'une façon indirecte dans les quatre cas. Comment la contagiosité dans ces cas s'exerce-t-elle?

Nous n'entrevoyons même pas l'explication plausible que la théorie classique pourrait donner de ces faits, ou plutôt nous ne voyons pas comment elle pourrait éviter d'admettre l'origine bucco-pharyngée des éléments de la contagion. Accepter l'origine bucco-pharyngée de la scarlatine, c'est donc accepter la solution logique que les faits véritablement imposent et qui seule peut combler correctement cette lacune importante. Là encore nous ferons naturellement intervenir l'émission des particules salivaires, du mucus nasal, à l'occasion de tous les actes cités plus haut. Il est bien évident que cette explication rend très suffisamment compte de tous les cas possibles de contagion directe ou indirecte qui peuvent se produire à cette période. Elle en rend compte, ajouterai-je, dans des conditions qui ne sont pas pour nous surprendre, puisque ce sont précisément celles dans lesquelles s'effectue la contagion si fréquente de la diphtérie et aussi la contagion récemment mise en évidence des amygdalites aiguës.

**Contagiosité post-squameuse.** — La durée de la contagiosité de la scarlatine peut dépasser très notablement celle de la desquamation. On cite habituellement pour le prouver le cas rapporté par Daly d'un enfant qui infecta sa sœur après sept semaines de réclusion, et le cas rapporté par Sanné d'un malade qui avait eu la scarlatine à Sedan et qui, étant venu à Paris après sa guérison, transmit sa maladie soixante-treize jours après le début des accidents. J'ai observé moi-même un cas de scarlatine transmise après plus de trois mois d'un enfant de 5 ans à son frère plus jeune dans des conditions (changement d'appartement, désinfection de tous les vêtements et objets divers ayant été en contact avec le malade) qui m'ont imposé cette conviction que la contamination devait être attribuée à l'enfant antérieurement atteint et porteur encore du microbe virulent. N'est-il pas d'ailleurs à croire que dans de nombreux cas où l'on incrimine les vêtements et divers autres objets contaminés, il serait plus rationnel sans doute d'accuser le convalescent lui-même, malgré la longue période parfois écoulée depuis la fin de sa desquamation ? Mais dans l'opinion générale, la contagiosité de la scarlatine paraît si naturellement liée à la desquamation, que l'on suppose souvent toute chance de transmission à peu près écartée du côté du convalescent lui-même lorsque cette desquamation est achevée, de telle sorte que lorsqu'une contagion survient, on l'attribue plus volontiers aux objets contaminés qu'au sujet lui-même.

Il nous semble que ces cas, avec notre pathogénie, s'expliqueraient plus facilement en admettant que le microbe scarlatineux peut, dans la gorge et la bouche des sujets antérieurement atteints, conserver et entretenir exceptionnellement sa virulence pendant un temps très long. Ce n'est assurément qu'une simple hypothèse, mais elle vaut bien, lorsque les circonstances du cas observé l'autorisent, celle qui consiste à supposer une résistance très prolongée du microbe fixé aux objets extérieurs.

**Contagiosité à la période prééruptive.** — La scarlatine est-elle contagieuse dès son début, pendant la période angineuse prééruptive? Sur ce point, les avis sont encore aujourd'hui partagés. Girard (de

Marseille) (1) admet la possibilité de la contagion pendant cette période prodromique. D'autres auteurs (Fiessinger, Picot, etc.), estiment que le fait est au moins douteux. Nous avons recueilli une observation (obs. 11) qui nous paraît établir d'une façon suffisamment convaincante l'existence de cette contagiosité précoce.

Une femme soignée à l'hôpital d'Aubervilliers qui nous affirmait n'avoir été, à sa connaissance, en contact avec aucun autre scarlatineux, a vu sa scarlatine débuter trois jours après qu'elle eut été en contact avec un pharmacien atteint depuis le matin même d'angine. Ce pharmacien était venu, le cou enveloppé d'ouate, lui servir un médicament qu'elle demandait pour enrayer une diarrhée. Elle a appris depuis que ce pharmacien avait été les jours suivants atteint de scarlatine.

Un tel fait de contagiosité évidemment très précoce est, on voudra bien le reconnaître, éminemment favorable à la pathogénie que nous défendons. Il est, en revanche, très difficile à expliquer par la théorie classique.

**Contagiosité d'une scarlatine anormale réduite à l'angine.** — Outre les cas dans lesquels une scarlatine typique transmet la scarlatine, il ne faut pas omettre ceux dans lesquels la scarlatine contagionnante est une scarlatine anormale. Car la scarlatine « peut se transmettre, lors même que l'éruption est nulle ou insignifiante et ne se manifeste que par une angine (2) ».

L'origine de la contagiosité dans ces cas ne peut être évidemment que la lésion gutturale. Il serait inutile d'insister ; on voit assez combien de tels cas sont favorables à notre interprétation.

**Contagiosité réciproque des scarlatines puerpérale, chirurgicale, amygdalienne.** — Nous pensons avoir assez justifié cette relation de contagiosité entre les trois variétés principales de la scarlatine pour n'avoir pas besoin d'y revenir ici (v. ch. IV et V).

Cette contagiosité réciproque étant établie, nous ne saurions être embarrassé pour l'expliquer. Qu'une scarlatine chirurgicale ou puerpérale puisse engendrer une scarlatine amygdalienne, c'est ce que la simple considération des objets (vêtements, linges) souillés par les lochies, ou par les exsudats purulents des plaies, suffit à faire com-

(1) GIRARD. Voir CADET DE GASSICOURT. *Maladies de l'enfance*, 2e édition, 1887, t. II, p. 402.
(2) PICOT. *Loc. cit.*

prendre, en faisant intervenir la dissémination ultérieure par l'air. Dans les cas inverses, on pourra en outre supposer le transport par les mains du chirurgien ou de l'accoucheur, de l'agent pathogène. Il n'y a pas là de difficultés sérieuses.

**Spontanéité de la scarlatine.** — Nous n'essaierons pas, pour le moment, d'imposer la conviction sur ce point, au moins relativement à la scarlatine commune. Il est entendu actuellement que toute scarlatine dérive d'une scarlatine antérieure. Sans doute, il m'est arrivé souvent comme à tous les observateurs, de constater la scarlatine chez des malades qui ne pouvaient indiquer aucune source de contage. Mais à quoi bon citer ces cas? Il existe de trop faciles moyens de leur opposer une fin de non-recevoir. C'est seulement d'une évolution des idées sur la scarlatine qu'on peut attendre une modification de la conviction générale sur ce point.

Pour la scarlatine puerpérale et la scarlatine chirurgicale, il n'a pas paru subversif jusqu'à ce jour d'admettre la spontanéité. Son existence ne saurait être douteuse. L'explication que nous donnerons de ces cas spontanés est trop claire pour que nous fassions autre chose que de l'indiquer ; c'est au développement accidentel de la virulence spéciale du streptocoque qu'on devra attribuer la scarlatine. Si, par la suite, le cas isolé développe autour de lui la scarlatine, nous trouverons encore naturel de supposer la transmission du streptocoque incriminé avec sa virulence spéciale. Il ne nous semble y avoir nulle difficulté non plus à admettre que la variabilité si grande du génie épidémique de la scarlatine se lie à certains degrés de l'exaltation virulente. Nous connaissons assez de degrés à la virulence du streptocoque pour ne pas croire à l'impossibilité d'accepter son rôle scarlatinogène dans ces conditions.

Examinons maintenant d'autres conditions de la contagiosité scarlatineuse.

La contagion s'effectue tantôt directement, tantôt indirectement, par l'intermédiaire d'objets divers ayant appartenu à un scarlatineux.

**Contagion par l'air.** — Pour ce qui est du premier mode de contagion, on a reconnu que le contact avec un scarlatineux pouvait se borner à la simple mise en présence de deux sujets à distance, sans autre intermédiaire que l'air. C'est ce qu'exprime Picot : « On peut contracter la maladie *en respirant* dans le voisinage d'un scarlatineux même sans le toucher. » Si l'on admet l'habitat pharyngé du germe scarlatineux, l'explication d'un tel fait est bien simple même lorsque la contagion s'exerce avant la desquamation (obs. 11). Par les particules salivaires à peu peu près toujours émises dans l'acte de parler, de tousser, etc., le microbe pourra être porté avec l'air inspiré dans le milieu même où il germera, pullulera et marquera distinctement sa porte d'entrée par la lésion amygdalienne primitive.

**Contagion indirecte.** — Inutile d'insister pour faire voir comment notre pathogénie s'accorde avec les faits relatifs à la contagion indirecte. On a cité des observations de toutes sortes signalant comme intermédiaires du contage les objets les plus divers. Nous voyons assez clairement comment ces objets ont pu être souillés par un microbe d'habitat pharyngé; nous ne voyons pas comment ils auraient pu l'être, au moins à la période d'éruption (cas de Fiessinger), par un microbe d'habitat sanguin. S'agit-il de la contagion par une lettre (Sanné), par un verre à boire, par les livres d'un cabinet de lecture (Fox), nous pouvons supposer que la salive a pu souiller la lettre en la cachetant, le verre en buvant, les livres en les feuilletant. S'agit-il de l'intermédiaire d'un vêtement (Hildebrand), d'une chambre, on s'explique aussi bien la contamination par les particules buccales et aussi par les squames qui déjà souillées peuvent à leur tour devenir véhicules de l'infection.

Un seul intermédiaire particulier mérite de nous arrêter un instant, le lait. En Angleterre, beaucoup de médecins s'accordent à y voir un vecteur possible de la contagion scarlatineuse. A cette opinion s'attachent les noms de Power, Klein, Blanc (en Angleterre) Picheney (en France). Si l'on veut bien considérer que ce mode de contagiosité se lie à une affection de la vache, on constatera, en se reportant à l'examen fait dans le premier chapitre des travaux de Klein, qu'il n'y a aucune impossibilité à admettre un mode de contagiosité conforme avec l'opinion du siège bucco-pharyngé de la scarlatine (le lait étant dégluti) et avec l'hypothèse de sa nature streptococcique, puisque le streptocoque a été précisément signalé par Klein et son contradicteur Crookshank au niveau des ulcérations du pis et des trayons chez les vaches pensionnaires des métairies infectées.

**Conditions de réceptivité de la scarlatine.** — En dehors de l'état puerpéral et du traumatisme, dont l'action manifeste comme cause prédisposante à la scarlatine nous est si clairement expliquée par notre pathogénie amygdalienne et streptococcique, il n'y a qu'une condition de réceptivité de la scarlatine vraiment efficace : c'est l'âge. Cette condition, qui reste inexpliquée avec les idées classiques, de même que les deux précédentes conditions d'ailleurs, trouve encore une explication très simple dans notre pathogénie. En présence du même microbe (streptocoque) les amygdales se comportent de la même façon dans la scarlatine et dans l'amygdalite aiguë. — La réceptivité à l'infection dans les deux cas se lie nettement à l'évolution anatomique des amygdales. C'est cette évolution qui explique que la scarlatine rare chez le nourrisson devient fréquente chez l'enfant et l'adolescent et de plus en plus rare chez l'adulte et le vieillard.

**Contagion scarlatineuse et streptocoque.** — Si je vise maintenant l'agent de la contagion scarlatineuse, je dois faire observer que rien dans ce que nous avons vu des conditions ordinaires de la contagiosité scarlatineuse ne contredit l'hypothèse que le streptocoque est l'agent de cette contagion.

Je viens de signaler la possibilité de sa présence dans le lait ; je signalerai la fréquence de son transport par voie indirecte (bistouri, mains des chirurgiens et des accoucheurs, objets divers) ; je rappellerai enfin que sa transmission par les particules salivaires n'est pas douteuse, soit qu'on considère par exemple le cas classique du professeur Heubner (1), soit qu'on envisage la démonstration récemment faite de la contagiosité des amygdalites aiguës où cette contagiosité s'exerce précisément dans des conditions identiques à ce que nous imaginons pour la scarlatine, soit enfin qu'on considère bien d'autres affections streptococciques (broncho-pneumonies, infections des plaies, etc.), dans lesquelles, comme pour la scarlatine, l'air est un véhicule ordinaire de contagion.

Nous n'invoquons pas tous ces faits comme des preuves de l'infection scarlatineuse à streptocoques. Nous ne les signalons que pour montrer qu'ils ne s'opposent pas à ce que la nature streptococcique de la scarlatine soit acceptée.

En regard de cette concordance nous n'oublions pas l'objection très sérieuse qu'on peut faire à cette nature streptococcique en se fondant sur la rareté des récidives de la scarlatine. Mais, la discussion de ce point important ne saurait être écourtée ici. Nous l'examinerons dans un chapitre spécial (p. 99).

(1) Le professeur Heubner, examinant la gorge d'un scarlatineux, reçut au niveau d'une érosion tégumentaire de la face une particule salivaire et contracta un érysipèle.

## CHAPITRE VII

### Objections à notre conception pathogénique de la scarlatine.

Les arguments multiples que nous avons développés dans ce mémoire en faveur de notre conception pathogénique de la scarlatine, pour si imposants qu'il nous aient paru, ne nous font pas méconnaître ceux qu'on peut invoquer contre elle.

Au surplus, nous ne prétendons pas que toute obscurité soit désormais dissipée relativement à la pathogénie de la scarlatine.

Quoique les deux propositions que nous avons soutenues relativement à cette pathogénie s'associent l'une à l'autre de telle façon que la certitude qui s'attache à la première (origine amygdalienne) augmente considérablement la grande probabilité de la seconde (nature streptococcique), nous ferons observer qu'elles ne soulèvent pas toutes deux les mêmes objections.

Il importe donc de les disjoindre dans ce chapitre, pour considérer à part :

1° Les objections relatives à l'origine amygdalienne de la scarlatine, et 2° les objections relatives à sa nature streptococcique.

#### Objections à l'origine amygdalienne de la scarlatine.

Il n'y a qu'un petit nombre d'objections à faire à cette proposition si fortement appuyée, que la scarlatine n'est qu'une forme d'amygdalite, spécialisée par l'existence d'une éruption particulière, et encore ces objections nous semblent assez faciles à réduire. Peut-être n'eussions-nous même pas mentionné quelques-unes d'entre elles, vraiment peu importantes, si elles ne nous avaient été plusieurs fois opposées.

**Absence d'intervalle entre l'angine et l'éruption.** — C'est ainsi qu'on nous a objecté, qu'entre le début de l'angine et le début de l'éruption, il ne s'écoulait que trop peu de temps pour que l'on pût croire que celle-ci fût la conséquence de celle-là. Parfois l'éruption et l'angine seraient simultanées, et même exceptionnellement, l'angine pourrait n'apparaître qu'après l'éruption.

Nous nous sommes informé auprès de la plupart des scarlatineux adultes que nous avons observés, de l'intervalle de temps écoulé entre le début du mal de gorge et celui de l'éruption, et toujours nous avons noté un intervalle assez notable, variant de quelques heures à deux et trois jours.

Il est donc bien certain, que les cas d'angine et d'éruption simultanées doivent être assez rares, et plus rares encore sans doute ceux dans lesquels l'éruption a paru précéder l'angine.

On conçoit d'ailleurs fort bien qu'une amygdalite scarlatineuse puisse être assez légère, comme peut l'être une amygdalite aiguë simple, pour ne pas éveiller spontanément l'attention du malade. C'est alors le médecin qui, constatant l'éruption, met en évidence l'angine ; mais cela ne veut pas dire que l'amygdalite n'existait pas avant cette éruption. Cela signifie seulement qu'elles ont été découvertes en même temps. On ne saurait d'ailleurs, relativement à ces cas anormaux, fonder une appréciation définitive, que si l'on se trouvait en présence d'observations nouvelles recueillies par des observateurs convaincus de l'importance qu'il y a à distinguer dans la scarlatine, l'énanthème parfois léger ou absent, de l'amygdalite fondamentale.

**Absence d'angine.** — L'existence de cas signalés de divers côtés et dans lesquels l'angine aurait été totalement absente, paraît constituer l'objection la plus importante à opposer à l'origine amygdalienne de la scarlatine.

On remarquera tout d'abord que ce sont là des cas d'une grande rareté ; tous les auteurs classiques en conviennent, et il importe de prendre acte de leur déclaration.

En second lieu, il ne saurait être contestable, que, pour pouvoir être opposés à notre pathogénie, de tels cas de scarlatine sans angine doivent être particulièrement bien observés non seulement au point de vue de l'état de la gorge, mais encore au point de vue de la recherche de toutes les origines locales possibles de l'infection scarlatineuse.

Nous avons vu, en effet, que dans la scarlatine puerpérale et dans la scarlatine chirurgicale, les amygdales pouvaient être tout à fait indemnes, l'infection scarlatineuse ayant sa porte d'entrée manifeste, dans le premier cas, au niveau des voies génitales, dans le second, au niveau d'une plaie quelconque.

La connaissance de ces cas nous autorise pleinement à élargir en quelque sorte le cadre de la scarlatine et à supposer que cette affection peut encore avoir d'autres portes d'entrée anormales et résulter d'infections locales profondes, difficiles à mettre en évidence parce que leur siège est caché à nos regards.

Nous avons eu l'occasion d'observer chez des adultes deux cas de scarlatine sans amygdalite, qui ont eu évidemment une porte d'entrée anormale.

Le premier cas se rapporte à un homme de 30 ans (obs. 12), offrant depuis plusieurs mois une petite fistule buccale consécutive à un abcès juxta-maxillaire. Cet homme fut pris subitement de fièvre vive et de stomatite ; le lendemain il offrait sur tout le corps une éruption scarlatineuse généralisée très intense qui fut ultérieurement suivie de desquamation par larges lambeaux.

L'examen bucco-pharyngé nous fit reconnaître l'absence certaine d'amygdalite et l'existence d'une stomatite pseudo-membraneuse. L'affection évolua comme une scarlatine. L'éruption n'offrit qu'une seule anomalie consistant en une distribution morbilliforme de la rougeur sur le dos des poignets, des mains et la face antérieure des genoux.

Je sais bien qu'un pareil cas pourra être considéré comme un cas d'érythème infectieux scarlatiniforme au cours d'une stomatite. Mais, en vérité, l'affection s'étant comportée comme une véritable scarlatine, on ne peut, si l'on tient compte des arguments qui militent en faveur de l'origine locale et streptococcique de toutes ces éruptions, considérer comme très divergentes les deux opinions en présence : celle qui accepte le diagnostic de scarlatine et celle qui ne consent à voir là qu'un érythème infectieux scarlatiniforme.

Le second cas de scarlatine sans amygdalite que nous avons observé (obs. 10) se rapporte encore à un adulte qui, atteint depuis quelques jours de bronchite fut pris subitement de vomissements répétés, fièvre vive, frissons. Le lendemain, il offrait une éruption scarlatineuse typique qui fut suivie plus tard d'une desquamation par larges lambeaux tout à fait caractéristique. Il y eut un énanthème bucco-pharyngé manifeste et de la desquamation de la langue, mais pas d'amygdalite. Le surlendemain de l'éruption il y eut une laryngite avec aphonie presque complète. Le fond du pharynx dès le début de l'éruption était très tuméfié, surtout du côté gauche, et l'on constatait particulièrement bien cette tuméfaction très notable en déprimant assez profondément la base de la langue. Quoique je ne puisse apporter une preuve certaine, je pense, étant donnés les faits, que l'éruption scarlatineuse relevait probablement d'une lésion locale pharyngée en partie inaccessible au regard. Tels sont, outre les cas de scarlatine puerpérale qui sont signalés dans ce travail, les deux seuls cas d'éruption scarlatineuse sans amygdalite que j'aie rencontrés.

En dehors de ces cas dans lesquels la scarlatine paraît résulter d'une infection locale à siège anormal, il faut encore compter avec ceux dans lesquels l'amygdalite scarlatineuse, ne s'accompagnant pas d'énanthème, peut être peu apparente et ne se révéler qu'à un examen tout à fait attentif et spécialement dirigé en vue de la découvrir. On trouvera à la fin de ce travail l'histoire d'un cas de ce genre (obs. 8), dont les conditions nous ont paru telles qu'il eût été parfaitement possible de méconnaître une angine scarlatineuse pourtant réelle. Il n'est donc pas improbable de penser que, lorsque l'attention des observateurs sera dirigée particulièrement non pas sur *l'angine* scarlatineuse mais sur *l'amygdalite* qui en est la lésion la plus constante, le nombre des cas déjà fort restreint de scarlatine sans angine ira encore en diminuant.

Il ne faudrait pas s'étonner de voir une amygdalite scarlatineuse très légère donner naissance à des symptômes bien accusés. De tels faits ne se rencontrent pas seulement dans l'amygdalite scarlatineuse ; on peut les constater dans l'amygdalite aiguë simple. Nous avons eu l'occasion d'observer chez un enfant (obs. 9) une amygdalite aiguë simple qui, tout en donnant naissance à des symptômes généraux très accusés (fièvre vive, vomissements, etc.) est restée elle-même assez peu apparente pour être méconnue pendant les premiers jours de la maladie et ne s'est révélée qu'à l'occasion d'une seconde poussée qui a terminé la maladie.

En résumé, nous répondons à l'objection tirée de l'absence d'angine, d'abord que nombre de cas cités de cette anomalie sont sujets à caution faute d'avoir déterminé clairement l'absence, non seulement de l'énanthème scarlatineux mais de l'amygdalite, que certains cas d'amygdalite scarlatineuse légère peuvent être méconnus si on ne s'enquiert pas spécialement de l'état des tonsilles et enfin, que pour les cas exceptionnels dans lesquels l'absence d'amygdalite est réelle, il n'est que très rationnel, d'après notre connaissance de la scarlatine chirurgicale et puerpérale, de supposer un siège anormal, exceptionnel de l'infection scarlatineuse. Mais il n'est pas acceptable qu'un nombre extrêmement restreint de cas anormaux tienne en échec une théorie fondée sur la grande majorité des faits les plus clairement observés, alors surtout qu'une explication plausible peut être donnée de ces cas anormaux.

**Absence de proportionnalité entre le degré de l'angine et l'intensité de l'éruption.** — Le manque de proportionnalité entre l'intensité de l'angine et l'intensité de l'éruption, a paru à quelques médecins constituer une objection opposable à l'hypothèse de l'origine amygdalienne de la scarlatine. A une telle observation, il faut répondre d'abord qu'en général un certain rapport existe précisément entre l'intensité de l'éruption et le degré de l'angine. Il est ordinaire de voir coïncider les éruptions légères avec des amygdalites également légères et les éruptions intenses avec les amygdalites intenses. Je ne suis pas en mesure de fournir sur ce point une statistique précise, mais je crois pouvoir néanmoins mentionner mon impression relativement aux nombreux cas de scarlatine que j'ai observés. D'ailleurs on ne doit pas s'étonner de rencontrer de fréquentes exceptions à cette règle.

Est-ce que dans les amygdalites simples, par exemple, la réaction fébrile et les symptômes généraux ne sont pas quelquefois disproportionnés avec l'état local (obs. 9) ? Comment pourrait-on prétendre en opposant de tels faits, connaître assez les éléments multiples qui favorisent l'action érythémogène comme l'action pyrétogène des toxines microbiennes ou l'empêchent, suivant les cas, de s'exercer? A peine entrevoit-on les facteurs multiples de ces actions. Variations dans la quantité, variations dans la qualité des toxines, variations dans l'impressionnabilité de l'organisme, tels sont, à n'en pas douter, quelques-uns seulement des facteurs qui interviennent ici, comme dans toutes les intoxications d'origine microbienne.

**Contagiosité des squames.** — Une dernière objection d'un autre ordre a encore été émise. Si, a-t-on dit, le microbe scarlatineux siège au niveau des amygdales et non dans le sang et la peau, comment pourrait-il infecter les squames, dont la contagiosité paraît pourtant bien assurée? Je ne fais que signaler ici cette objection. Que le lecteur veuille bien se reporter au chapitre VI relatif à la contagiosité de la scarlatine et il conviendra, je pense, que la notion de la contagiosité des squames, loin de constituer un argument contre notre théorie, doit bien plutôt être invoquée par nous comme une preuve importante du cantonnement local, bucco-pharyngé du microbe scarlatineux.

### Objections à la nature streptococcique du contage scarlatineux.

Le contage scarlatineux est-il *un* streptocoque, c'est-à-dire *le* streptocoque, puisque jusqu'à ce jour on ne connaît pas de caractères différentiels fixes permettant d'élever au rang d'espèces, les différentes variétés connues de streptocoques.

Nous avons développé quelques-uns des arguments de divers ordres qui militent en faveur du rôle scarlatinogène de ce microbe, sans méconnaître toutefois l'ignorance où nous demeurons des conditions qui lui procurent la propriété érythémogène dans la scarlatine et dans d'autres érythèmes infectieux. Assurément dans notre pensée — et personne n'a pu s'y méprendre — s'il s'agit de streptocoque, il s'agit d'une variété, d'une *race* particulière de ce microbe ayant acquis et developpé la propriété érythémogène.

Or voici les objections dont notre pathogénie est passible relativement à cette hypothèse.

**Immunité conférée par la scarlatine.** — La plus grosse, la plus importante de ces objections consiste à opposer l'immunité conférée par la scarlatine à la prédisposition créée, au contraire, par le streptocoque, dans l'érysipèle et dans les amygdalites aiguës.

Ainsi exprimée — et nous la présentons à dessein telle qu'elle nous a souvent été opposée — cette objection est inexacte. On ne doit pas opposer à la propriété immunisante de la scarlatine une prétendue propriété prédisposante du streptocoque qui n'est pas réelle, au moins en dehors de certaines expériences de laboratoire. On sait bien aujourd'hui que, si les affections à streptocoques (amygdalites, érysipèle) récidivent, ce n'est pas parce que ces infections streptococciques déterminent une imprégnation de l'organisme ultérieurement favorable au développement du microbe, c'est parce que ce microbe persiste, une fois la réaction morbide épuisée, dans les régions qui ont été une première fois infectées par lui ou dans leur voisinage.

Il faut donc rectifier l'argument et dire : la scarlatine immunise, le streptocoque n'immunise pas. Or, cet argument, nous le contestons encore. Sans doute il ne semble pas qu'un abcès ou un phlegmon à streptocoques procure la moindre immunité, au moins chez l'homme, contre une atteinte ultérieure du même mal, mais il n'en est pas ainsi pour toutes les infections streptococciques. Dans les amygdalites à répétition et surtout dans l'érysipèle à répétition l'existence d'une immunisation appréciable n'est pas douteuse.

Cette immunisation est démontrée par l'atténuation très remarquable dans un grand nombre de cas, de certains symptômes, à la suite de la première atteinte ou de plusieurs atteintes successives de l'infection. Dans l'érysipèle, en particulier, on a remarqué la faiblesse de la réaction fébrile, la diminution de la gravité et aussi la diminution de la réaction locale inflammatoire et *érythémateuse*.

Certes, il y a bien là une ébauche, un premier degré d'une propriété immunisante dont l'exaltation dans certaines conditions spéciales n'a rien d'improbable. D'ailleurs dans ces derniers temps, divers observateurs (Roger, Charrin, Marmorek) ont fait connaître une action immunisante, antitoxique du streptocoque, et du sérum de certains animaux eux-mêmes immunisés. Voilà déjà bien réduite, l'objection en apparence si grosse énoncée plus haut.

La valeur de cette objection est évidemment atténuée encore par cette observation, que la scarlatine est parfaitement susceptible de récidives, quoique le fait soit rare.

Mais il est encore une remarque qui, dans l'espèce, ne nous paraît pas dénuée de tout intérêt. C'est qu'en liant dans notre hypothèse la propriété érythémogène du streptocoque de la scarlatine à la propriété immunisante, nous ne créons pas une association capricieuse de propriétés. Une telle liaison de propriétés a été révélée déjà par rapport à l'organisme humain, pour le sérum antidiphtérique. Le sérum immunisé, antitoxique est en même temps érythémogène ; il provoque même des réactions articulaires qui ne sont pas sans analogies avec celles de la scarlatine et peut-être même des réactions rénales. Et c'est au moins un fait curieux que, parmi les manifestations cutanées dues au sérum antitoxique, figure dans un nombre très considérable de cas l'érythème scarlatiniforme. Tout cela montre au moins qu'en prêtant au streptocoque rencontré dans l'amygdalite scarlatineuse, dans les complications de cette lésion et parfois dans le sang des scarlatineux, dans les lochies des femmes atteintes de scarlatine puerpérale et au niveau de la plaie dans la scarlatine chirurgicale, en prêtant, dis-je, à ce streptocoque le pouvoir de procurer au sérum de l'individu atteint une double propriété antitoxique et érythémogène pour cet individu lui-même, on n'avance pas une proposition illogique et fantaisiste.

Mais il y a mieux encore.

Dans la conception pathogénique que nous avons formulée, il y a encore un fait remarquablement concordant avec les données scientifiques acquises sur les conditions dans lesquelles s'exerce souvent le rôle du streptocoque.

Considérons précisément les amygdalites aiguës et aussi l'érysipèle. Nous avons rappelé tout à l'heure le fait que dans ces deux affections (1), le streptocoque d'une part immunisait contre ses propres effets toxiques (érythémogénie, pyrétogénie, etc.), mais que d'autre part cette immunisation ne protégeait pas contre une nouvelle invasion des microbes; au contraire, elle y prédisposait, parce que le microbe persistait dans la région une première fois envahie. Or, la même observation peut être faite pour la scarlatine. Il est fréquent, on en trouvera deux observations (obs. 13 et 14) dans ce travail, de rencontrer des amygdalites à répétition (probablement

(1) Je puis bien penser, d'après un ensemble de travaux concordants (Sendtner, Sallard, Fränkel, Veillon, etc., etc.) que le streptocoque est l'agent ordinaire de l'amygdalite aiguë.

streptococciques) dont l'origine remonte à une première atteinte non pas d'une amygdalite ordinaire, mais de scarlatine.

Il y a là, on l'avouera, quelques faits qui se balancent assez exactement pour mériter au moins d'être mis en évidence.

D'ailleurs on observera que nous n'indiquons pas ces faits comme des preuves de la nature streptococcique de la scarlatine, mais seulement comme des arguments opposables à une objection qui nous est faite.

**Fréquence des lésions rénales dans la scarlatine.** — Une autre objection possible est relative à la fréquence des altérations rénales dans la scarlatine, et notamment à la fréquence dans cette maladie des néphrites aiguës, comparée à la fréquence des mêmes complications au cours des autres maladies streptococciques. Il est facile de répondre à cette objection que cette fréquence des lésions rénales peut s'expliquer par la qualité plus toxique ou la plus grande abondance des poisons sécrétés au cours de la scarlatine. Mais cette objection, nullement troublante au point de vue de notre opinion, soulève des questions dont l'exposé ne saurait être écourté en cette place.

**Présence habituelle du streptocoque dans la bouche.** — On sera peut-être tenté actuellement de faire valoir contre l'origine streptococcique de la scarlatine, les doutes que soulève la constatation de la présence quasi constante du streptocoque dans la bouche de tous les sujets, scarlatineux ou non. Les propriétés pathogènes attribuables au streptocoque ont été, après toutes les études faites jusqu'ici, démontrées tellement multiples qu'il semble à beaucoup de personnes qu'on puisse craindre de voir s'allonger encore la liste de ces propriétés, comme s'il n'était pas aussi philosophique, sinon plus, de lier la diversité des propriétés pathogènes des microbes à leurs variations vitales plutôt qu'aux variétés de leur forme extérieure.

Le streptocoque existe dans la bouche de presque tous les sujets sains. Widal et Bezançon l'ont trouvé d'une façon constante chez vingt sujets sains et malades. Nous l'avons nous-même trouvé 12 fois sur 12 en cultivant simplement dans du bouillon un peu de mucus amygdalien recueilli chez des jeunes gens (étudiants en médecine) en bonne santé.

Il résulte tout simplement de ce fait que l'on ne saurait invoquer comme argument en faveur de l'origine streptococcique de la scarlatine la présence constante du microbe au niveau des lésions amygdaliennes. Mais de là à voir, dans cette constatation un argument contre notre opinion, il y a loin.

**Caractères différentiels entre la scarlatine et les érythèmes infectieux.** — De la comparaison qu'on peut faire de la scarlatine et des érythèmes infectieux attribués au streptocoque, résultent plusieurs oppositions qu'on peut faire valoir contre notre pathogénie.

Ces oppositions peuvent se résumer ainsi :

*a*) Les érythèmes infectieux ne sont ni épidémiques ni contagieux; la scarlatine est l'un et l'autre.

*b*) Les érythèmes infectieux offrent des caractères bien différents de ceux de la scarlatine : l'éruption est irrégulière dans son apparition, variée dans sa forme, souvent récidivante. La scarlatine est une maladie régulière, ordonnée ; l'éruption a des caractères spéciaux, toujours les mêmes ; elle ne récidive point.

*c*) Un érythème infectieux peut suivre ou précéder une scarlatine régulière sans l'influencer ou être influencé par elle.

Toute cette argumentation n'aurait de valeur que si nous prétendions que le streptocoque de la scarlatine est absolument *identique* dans ses propriétés au streptocoque rencontré au cours des érythèmes. Quoique rien ne différencie suffisamment ni dans leur forme, ni dans leurs réactions vis-à-vis des milieux de cultures, ces streptocoques, nous avons été amené à penser que le streptocoque de la scarlatine est doué de propriétés toutes spéciales, particulièrement exaltées au point de vue érythémogène et antitoxique, de telle sorte que les érythèmes infectieux à streptocoques sont, pour nous, séparés de la scarlatine par le large écart que nous supposons dans les propriétés virulentes de ces deux variétés microbiennes.

Or la possibilité d'une diffusion par contagion du streptocoque est bien démontrée par l'exemple de la fièvre puerpérale, de l'érysipèle, des amygdalites aiguës et de bien d'autres affections streptococciques.

On remarquera de plus, que l'opinion classique actuelle, qui attribue les érythèmes puerpéraux aux streptocoques, sans nier, je suppose, leur contagiosité et leur épidémicité mais en niant leur nature scarlatineuse, nous montre bien qu'elle ne recule pas elle-même devant l'admission d'une épidémicité et d'une grande contagiosité d'un érythème infectieux.

Lorsque l'on constate à la suite de la scarlatine l'invasion d'un érythème — à supposer qu'on le dût rapporter au streptocoque (1) — il ne nous paraît pas qu'il y ait lieu de plus s'en étonner que d'une rechute de la maladie ou d'une récidive, dont la possibilité est bien démontrée, sans que nous sachions le moins du monde quelles sont les conditions qui se sont opposées, dans un cas comme dans l'autre, à une immunisation complète et définitive. De tels cas sont, en effet, de toute façon, exceptionnels.

Lorsque la scarlatine a été précédée d'un érythème, à supposer toujours qu'il dût être attribué au streptocoque, nous ne saurions être surpris de ne pas constater une immunisation que ne comporte pas les faibles qualités du streptocoque causal, à l'égard du streptocoque scarlatineux doué des propriétés les plus éminemment érythémogènes. Car, comme l'érythème infectieux à streptocoque ne vaccine pas contre lui-même, (son caractère récidivant étant bien admis), comment pourrait-on croire qu'il peut vacciner contre la scarlatine ?

Pour rendre compte des caractères différentiels divers qui séparent la scarlatine des érythèmes infectieux, il y a encore un facteur important dont il faut tenir compte, c'est le siège de la lésion érythémogène. L'amygdale qui est prise dans la scarlatine représente le foyer le mieux préparé, semble-t-il, pour certaines absorptions toxiques d'origine bucco-pharyngée, qu'il s'agisse de la diphtérie ou des amygdalites simples ou de la scarlatine. C'est peut-être à ce facteur qu'il faut rapporter certaines différences qui existent entre la scarlatine et les érythèmes quant à l'intensité, l'aspect, la distribution de l'éruption. On ne sau-

(1) On voudra bien observer que nous ne prétendons nullement que le streptocoque soit le seul microbe érythémogène. Nous croyons, au contraire, que cette propriété qui est en germe dans l'érythème inflammatoire déterminé par la plupart des microbes pathogènes, peut être chez tous plus ou moins exaltée dans des conditions inconnues encore et dont l'étude est toute à réaliser.

rait comparer absolument, ni au point de vue de la rapidité d'absorption toxique, ni au point de vue des conditions du développement microbien, l'utérus, les cryptes amygdaliennes, les ulcérations bucco-pharyngées, les plaies chirurgicales, etc. Par cela même, on ne saurait être surpris des différences qui peuvent résulter du siège local de l'infection relativement à l'action des toxines érythémogènes.

Développé dans le vagin et l'utérus, l'agent de la scarlatine puerpérale donne naissance à une scarlatine qui peut comporter certaines nuances dans la forme et l'aspect de l'éruption. N'est il pas admissible que le siège de l'infection est une cause possible, probable même, de ces différences ? Nous avons observé un cas qui n'avait point paru douteux comme scarlatine ; pourtant l'éruption offrait un caractère anormal. Scarlatiniforme sur tout le tronc, les cuisses, les bras, la face, l'éruption revêtait un aspect morbilliforme (obs. 12) sur le dos des mains, les poignets, la face antérieure des genoux. La maladie évolua comme une scarlatine. C'était une scarlatine, mais une scarlatine relevant d'une lésion buccale irrégulière (stomatite), au lieu de relever de la lésion amygdalienne ordinaire.

En somme, il nous parait naturel d'admettre qu'à une lésion, variable sans doute d'intensité mais à siège constant et à évolution régulière, comme est l'amygdalite scarlatineuse commune, corresponde une éruption variable également d'intensité, mais à peu près régulière dans son étendue et son mode de distribution.

**Épidémicité et contagiosité de la scarlatine.** — Pour ce qui est de l'épidémicité et de la contagiosité de la scarlatine, elles rentrent dans la catégorie des observations, faites pour le streptocoque en particulier, d'après lesquelles un microbe peut se transmettre avec certaines de ses propriétés virulentes, de mieux en mieux fixées et exaltées par la multiplicité des transmissions morbides au cours desquelles le microbe les exerce, sans que cependant, cette transmission identique soit fatale. Car une scarlatine avec éruption peut donner naissance à une scarlatine sans éruption (scarlatine fruste) ou même à des amygdalites dépourvues de tout caractère scarlatineux ou même à un érysipèle (cas classique du professeur Heubner).

**Croyance à la spécificité de la scarlatine.** — Nous en aurions fini avec les objections contre la nature streptococcique de la scarlatine, s'il n'en restait une qui, dans l'esprit de beaucoup de médecins, paraît primer toutes les autres : la croyance inébranlable à la spécificité de la scarlatine. L'évolution des idées que les faits ont entraînée pour l'érysipèle, la fièvre puerpérale, la pneumonie, etc., est pourtant assez claire pour qu'on ne soit plus autorisé aujourd'hui à accorder tant de créance à l'aspect spécifique d'une maladie. Pour ce qui est de la scarlatine, nous pensons que le rapprochement qu'on en peut faire avec l'amygdalite aiguë et d'autres infections streptococciques est bien de nature à faire concevoir des doutes sur la valeur de ses caractères spécifiques. Je ne puis donc croire que cette seule croyance suffise à balancer l'ensemble des arguments que l'on peut faire valoir en faveur de l'origine streptococcique.

En terminant cet exposé des multiples objections qui peuvent être faites à notre pathogénie de la scarlatine et auxquelles nous nous sommes efforcé de répondre, tenant à ce qu'on ne se méprenne pas sur notre pensée, nous insistons à nouveau sur le degré différent de certitude qui s'attache aux deux propositions de cette conception pathogénique.

Nous pensons que la proposition relative à l'origine locale, amygdalienne, de la scarlatine ordinaire peut être considérée comme certaine, et nous ne la trouvons pas atteinte par les objections qu'elle soulève.

Quant à la nature streptococcique de la scarlatine, elle nous paraît offrir un haut degré de probabilité, en raison des arguments multiples qui l'appuient. Aucune des objections qui lui sont opposées ne nous paraît décisive. On peut, nous nous sommes efforcé de le faire, leur opposer une explication logique. Néanmoins il faut, pour ne pas outrepasser les faits, reconnaître qu'il y a lieu de rechercher encore avec soin toutes les observations susceptibles de fixer et d'assurer définitivement la solution hautement probable que nous avons envisagée.

## CONCLUSION GÉNÉRALE

I. — La scarlatine ordinaire est une infection locale des amygdales. Il y a lieu d'admettre que l'éruption scarlatineuse (exanthème et énanthème) est le résultat d'une action toxique, érythémogène, exercée par les poisons microbiens sécrétés au niveau des amygdales infectées.

II. — Un ensemble très imposant d'arguments divers milite en faveur de cette opinion : que l'agent pathogène de la scarlatine est le streptocoque, dans une de ses modalités virulentes.

# OBSERVATIONS

## Observation 1.

*Scarlatine puerpérale, utéro-vaginale. Absence d'amygdalite. Présence de l'énanthème bucco-pharyngé. Streptocoque virulent dans les lochies.*

J..., 22 ans, domestique, entrée à l'hôpital d'Aubervilliers le 19 juin 1895, venant de la Clinique d'accouchements de la rue d'Assas.

*Antécédents personnels.* — Pas de scarlatine antérieure. Rougeole vers 4-5 ans. Aucune autre maladie antécédente.

La malade est accouchée dans le service du professeur Tarnier, à la clinique d'accouchements, le 17 juin à deux heures de l'après-midi.

Un accouchement antérieur s'était bien passé, sans être suivi d'aucune maladie Cette fois la malade était entrée à la clinique quinze jours à l'avance, c'est-à-dire dans les premiers jours de juin.

Elle assure n'avoir été en contact avec aucun scarlatineux avant son entrée dans le service d'accouchements. Mais, à la clinique, dans les derniers jours de mai, une surveillante du service, Mme D..., avait été atteinte de scarlatine. Cette surveillante avait d'ailleurs quitté le service et n'y était pas revenue, de sorte que la malade n'a eu aucun contact direct avec elle.

Il n'y a eu à cette époque, d'après les renseignements très précis que nous devons à l'obligeance du chef de clinique, M. le Dr Demelin, outre le cas de la surveillante, aucun autre cas de scarlatine, ni parmi le personnel, ni parmi les femmes enceintes et les accouchées, sauf celui d'une infirmière dont nous donnerons l'observation à la suite de celle-ci et qui fut prise des premiers symptômes de scarlatine le 18 juin, c'est-à-dire le lendemain du début de cette fièvre éruptive chez notre malade, à laquelle d'ailleurs elle avait donné des soins et pratiqué notamment des injections vaginales. *Il est donc extrêmement probable que la scarlatine de l'infirmière dérive de la scarlatine de cette accouchée.* Quant à la scarlatine de cette dernière, elle est vraisemblablement due à une transmission indirecte du contage provenant de la surveillante antérieurement prise de scarlatine ordinaire.

L'accouchement de J... eut lieu le 17 juin à deux heures de l'après-midi. La délivrance s'effectua environ une heure après.

Dans la soirée même du 17, J..., fut prise de mal de tête *sans aucune douleur de gorge.* Pas de vomissements.

L'éruption apparut le lendemain matin (18 juin).

J... fut envoyée à Aubervilliers le 19 juin.

L'éruption, qui a débuté le 18 juin, a été en augmentant d'intensité jusqu'au 21 juin.

*État actuel* (22 juin). — *Éruption :* C'est une éruption de scarlatine typique, avec cette particularité qu'elle s'accompagne d'une miliaire extrêmement abondante surtout à la face antérieure du tronc et notamment sur les seins et l'abdomen. A part cette abondance d'éléments miliaires, rien ne distingue l'éruption de cette accouchée de la scarlatine la plus franche de moyenne intensité. La rougeur diffuse, uniforme et assez intense couvre les cuisses, les jambes, le tronc et les membres supérieurs y compris les mains et la face. La malade se plaint beaucoup de maux de tête. Elle n'a eu aucun vomissement.

*Gorge :* A aucun moment de sa maladie, ni au début, ni maintenant, la malade n'a souffert de la gorge. Son affirmation sur ce point est très nette.

A l'examen de la bouche et de la gorge, nous constatons que la langue encore blanchâtre dans sa région médiane postérieure est dépouillée sur ses bords et dans son tiers antérieur où elle présente l'aspect rouge vif caractéristique.

Les piliers et le voile du palais sont plus rouges que normalement (énanthème léger). Les gencives, la face interne des joues sont de coloration normale.

Les amygdales sont très petites, masquées par les piliers antérieurs, sans exsudats pultacés, sans amas lacunaires, sans rougeur. Elles ont l'aspect d'amygdales absolument normales. Elles ne sont pas douloureuses à la pression directe avec le doigt. Le pharynx a sa coloration normale.

On ne sent aucun ganglion au niveau des angles de la mâchoire inférieure. Il n'y a aucune trace d'adénite.

*Abdomen.* — Le ventre est un peu ballonné. La malade n'éprouve aucune sensation douloureuse spontanée dans l'abdomen. Mais, lorsqu'on palpe l'utérus très gros à travers l'abdomen, elle accuse encore une certaine douleur. Elle affirme n'avoir rien ressenti de pareil lorsque, dans les premiers jours qui ont suivi son premier accouchement, on lui palpait de la même façon le ventre.

L'écoulement lochial est abondant, d'aspect purulent, sans fétidité. La vulve n'est pas anormalement rouge et nous ne constatons pas de déchirures en écartant les lèvres vulvaires.

L'urine aujourd'hui est jaune clair, a 1005 de densité. Elle est manifestement mais légèrement albumineuse.

27 juin. Rien dans la gorge. Desquamation très accentuée. C'est une desquamation scarlatineuse typique, s'effectuant par larges lambeaux à la face antérieure du tronc et au cou principalement.

2 juillet. La malade est en pleine convalescence. Desquamation prononcée des mains. Encore un peu de desquamation sur le tronc.

Températures depuis l'entrée à l'hôpital : le 19 juin, soir, 40°. — Le 20, matin, 38°,2 ; soir, 39°,9. — Le 21, matin 38° ; soir, 39°,2. — Le 22, matin, 38°,3 ; soir, 39°,7. — Le 23, matin, 38°,2 ; soir, 38°,4. — Le 24, matin, 38°,2 ;

soir, 38°,2. — Le 25, matin, 37°,2 ; soir, 37°,5. — Le 26, matin, 37° ; soir, 37°,5

Le 12. La malade desquame toujours abondamment. Elle souffre spontanément dans le ventre. La pression de l'hypogastre détermine une douleur assez vive. Elle a également des pertes blanches. Il apparaît certain par conséquent qu'il lui reste des traces d'infection utérine.

Examen bactériologique. — Le 22 juin, nous avons recueilli assez profondément dans le vagin du liquide des lochies et nous l'avons ensemencé dans trois tubes de bouillon et deux tubes de gélose.

Après huit heures de séjour à l'étuve à 36°, les trois tubes de bouillon avaient cultivé. Il y avait au fond des trois tubes et le long de leurs parois des flocons grisâtres, le reste du bouillon étant resté clair. Une lamelle colorée par le violet de gentiane, faite avec une parcelle de culture de chaque tube, a fait constater le streptocoque en chainettes (de 15 à 20 éléments), à l'état de pureté. Les jours suivants, le bouillon se troubla très notablement et cultiva un microcoque (probablement le staphylocoque blanc).

Une gouttelette préalablement diluée de ce bouillon ayant été ensemencée sur deux tubes gélose, a fourni sur ces deux tubes des colonies isolées de streptocoque et des colonies arrondies, épaisses, blanches d'un microcoque (probablement le staphylocoque blanc).

Les deux tubes de gélose ensemencés directement avec le pus des lochies ont cultivé de nombreuses colonies blanches (staphylocoque blanc) qui ont pris à la surface de la gélose une telle extension qu'il ne fut pas possible de trouver des colonies isolées de streptocoque, quoique l'examen sur lamelle colorée montrât nettement l'existence de chainettes, d'ailleurs rares, mélangées aux staphylocoques.

Le streptocoque isolé, ensemencé sur gélatine en piqûre donna des colonies blanches, sphériques, non liquéfiantes.

Inoculations au lapin. — Deux lapins furent inoculés. Le lapin I reçut un demi-centimètre cube d'une culture sur bouillon du streptocoque isolé (troisième culture), sous la peau de l'oreille gauche. Le lendemain on constatait une rougeur manifeste avec une tuméfaction marquée de l'oreille inoculée. Les jours suivants il se produisit un petit abcès dont le pus ensemencé sur bouillon fournit à nouveau le streptocoque.

Le lapin II reçut un centimètre cube de la même culture que le lapin I sous la peau du flanc. Cette inoculation détermina seulement un noyau d'induration qui s'effaça au bout de quelques jours sans suppuration.

## Observation 2.

*Scarlatine amygdalienne ordinaire ayant pour origine probable du contage une scarlatine puerpérale utéro-vaginale.*

Marie P..., 27 ans, entre à l'hôpital d'Aubervilliers le 21 juin. Infirmière à la Clinique d'accouchements.

*Antécédents personnels.* — Rougeole dans l'enfance. Pas de scarlatine antérieure.

La maladie a commencé le mardi 18 juin par du mal de gorge, de la courbature et de la fièvre. Plusieurs épistaxis assez abondantes se sont produites et répétées mardi soir, puis mercredi, jeudi et vendredi.

L'éruption est apparue seulement vendredi 21 juin.

L'origine du contage est le point intéressant de cette observation.

L'infirmière était attachée aux salles d'accouchées de la clinique. Elle a été en contact répété avec la malade J... (obs. 1) qui fut prise de scarlatine puerpérale le lundi 17 mai. Elle lui a fait des injections vaginales.

La malade affirme n'avoir été en contact avec aucune autre scarlatineuse. Il n'y en avait pas d'autre à la clinique à cette date. Elle sait seulement et ce renseignement nous a été confirmé par notre enquête à la clinique, qu'une surveillante a été prise de scarlatine, il y a environ trois semaines. Cette surveillante a quitté le service au bout de quelques jours et n'a plus reparu depuis dans l'établissement.

Dans ces conditions le cas ne peut s'interpréter que de deux façons : ou bien l'infirmière tient sa scarlatine de la scarlatine puerpérale de la veille ou elle la tient de la surveillante prise il y a trois semaines. Il est assurément plus probable qu'elle tient sa scarlatine de la femme J..., atteinte la veille et avec laquelle elle a été en contact répété. De toutes façons, la scarlatine de l'accouchée J... et la scarlatine de l'infirmière P... sont dans un tel rapport qu'on doit admettre ou qu'elles dérivent l'une de l'autre ou qu'elles ont pour origine commune la scarlatine antérieure de la surveillante.

*État actuel* (22 juin). — *Gorge :* Les deux amygdales sont rouges, très légèrement tuméfiées ; on constate des traînées pultacées blanchâtres aux orifices des cryptes de l'amygdale droite ; l'amygdale gauche paraît déjà déblayée. L'angine est à son déclin. La malade affirme que son mal de gorge a été bien plus intense. La langue est desquamée, rouge vif. Il existe un léger engorgement ganglionnaire aux angles des mâchoires.

*Éruption.* — L'éruption, franchement scarlatineuse, occupe surtout les mains, les poignets, les moignons des épaules. Elle est peu intense. Le peu d'intensité de cette éruption est, dans le cas présent, bien en rapport avec le peu d'intensité de l'angine.

Températures : 21 juin, soir, 39°,3. Le 22 matin, 38°,2 ; soir, 38°. Le 23 matin, 37°,1 ; soir, 37°,5. Le 24 matin, 37°,1 ; soir, 37°,1. Le 25, 36°,9.

25 juin. État de la gorge presque normal. Desquamation furfuracée insignifiante. Rien de particulier dans la suite.

## Observation 3.

*Scarlatine amygdalienne chez une accouchée. Pas de streptocoque dans les lochies.*

Ch..., 23 ans, couturière, entrée à l'hôpital d'Aubervilliers le 1er juillet 1895, venant de la clinique d'accouchements.

*Antécédents personnels.* — Rougeole dans l'enfance. Pas de scarlatine.

La malade est entrée à la Clinique de la rue d'Assas quinze jours avant d'accoucher. Troisième grossesse.

Rien d'anormal n'a signalé la grossesse actuelle.

L'accouchement a eu lieu le 26 juin à six heures du matin. Le travail a duré trois heures (présentation de la face).

*Histoire de la maladie.* — La maladie a débuté le 30 juin par du mal de gorge et un état de malaise.

L'éruption est apparue le lendemain matin 1er juillet.

*État actuel* (2 juillet). — *Éruption.* — Sur tout le corps (tronc et membres) existe une rougeur diffuse, granitée, de moyenne intensité, constituant une éruption scarlatineuse bien caractérisée.

*Gorge.* — Il n'y a pas de rougeur appréciable ni sur le voile du palais, ni sur les piliers. Mais la langue, blanchâtre, est un peu rouge sur les bords, où commence évidemment une légère desquamation.

Les deux amygdales sont très manifestement tuméfiées. On distingue très nettement quelques points minimes d'exsudats blanc grisâtre à l'orifice de plusieurs cryptes. Les ganglions des angles de la mâchoire sont tuméfiés et le gauche est un peu douloureux à la pression.

Le *ventre* est souple. Aucune sensation douloureuse n'est réveillée même par une forte pression de l'utérus.

La malade perd un peu de sérosité sanguinolente mais non purulente.

Températures : 1er juillet, soir, 39°,3. — Le 2, matin, 38°,9; soir, 38°,6. — Le 3, matin, 37°,9; soir, 38°,3. — Le 4 matin, 37°,7; soir, 37°,4. — Le 5, matin, 37°. A partir de ce jour la température reste à la normale.

5 juillet. L'éruption est tout à fait effacée. La gorge est également déblayée, mais les amygdales, surtout la droite, restent un peu tuméfiées.

Le 12. Il y a des traces, d'ailleurs très minimes, de desquamation aux mains.

Il n'y a pas de desquamation sur le tronc.

L'amygdale droite est encore notablement tuméfiée. La gauche est revenue à l'état normal.

Cette accouchée atteinte de scarlatine avec amygdalite accompagnée d'énanthème insignifiant a été envoyée le 1er juillet à Aubervilliers en même temps qu'une autre femme récemment accouchée comme elle et atteinte de scarlatine avant elle. Cette autre accouchée T... (obs. 4) a, en effet, vu débuter sa maladie le 28 juin et son éruption est apparue le 30 juin, tandis que chez Ch... le début de la maladie remonte seulement au 30 juin et l'éruption n'est apparue que le 1er juillet. Le seul rapport que Ch... dit avoir eu avec la scarlatine puerpérale antécédente de T... du 28 juin, a consisté en ce que la malade T... est passée auprès d'elle lorsqu'à la clinique, on l'a conduite à la chambre d'isolement.

La scarlatineuse T... est atteinte d'une scarlatine puerpérale vraie *sans amygdalite.*

Examen bactériologique. — Deux tubes de bouillon et un tube gélose ont été ensemencés le 2 juillet dans l'après-midi avec une gouttelette de liquide lochial sanguinolent recueilli profondément dans le vagin.

Un tube de bouillon a été ensemencé le même jour avec le produit du raclage d'une amygdale.

Au bout de vingt-quatre heures tous les tubes de bouillon ont cultivé.

Les deux tubes de bouillon ensemencés avec le liquide des lochies sont uniformément troubles avec un léger dépôt grisâtre au fond du tube. L'examen sur lamelles colorées et non colorées révèle l'existence des microcoques et de diplocoques à grains un peu allongés. Il n'y a pas de streptocoque.

Le tube de bouillon ensemencé avec l'exsudat amygdalien est troublé dans toute son étendue ; il offre de plus un dépôt grumeleux qui à l'examen sur lamelles colorées et non colorées est constitué par de longues chaînettes de streptocoques. Il y a de plus, de nombreux microcoques.

Le tube gélose ensemencé avec le liquide lochial a cultivé : colonies blanches, s'étendant rapidement (microcoques à l'examen lamellaire) et quelques colonies plus épaisses (bacille court indéterminé). Pas de streptocoque.

## Observation 4.

*Scarlatine puerpérale, utéro-vaginale. Absence d'amygdalite et d'énanthème bucco-pharyngé. Streptocoque dans les lochies.*

T..., 19 ans, couturière, entre le 1er juillet à Aubervilliers venant de la clinique d'accouchements.

*Antécédents personnels.* — Pas de scarlatine antérieure.

La malade est accouchée prématurément à sept mois. L'enfant est mort peu de temps après sa naissance. L'accouchement a eu lieu le 20 juin et s'est passé normalement.

*Histoire de la maladie.* — La maladie a débuté le 28 juin par du malaise, de la céphalalgie, un peu de coryza. Aucun mal de gorge. Le lendemain. 29 juin, le mal de tête persistait. Le 30 au matin, l'éruption apparut toujours sans aucun mal de gorge.

*État actuel* (2 juillet). — L'*éruption* est une éruption scarlatineuse typique de faible intensité. C'est une rougeur diffuse couvrant le tronc et les membres et de couleur surtout vive sur la face antérieure des cuisses et de l'abdomen. L'éruption est très légèrement prurigineuse.

*Gorge.* — Aucune rougeur de la gorge, langue blanchâtre étalée, sans bordure rouge, pas trace d'énanthème. Amygdales absolument indemnes, petites, nullement rouges, sans tuméfaction, sans douleur à la pression directe. Pas d'engorgement ganglionnaire aux angles de la mâchoire inférieure. Donc absence totale d'amygdalite. — Températures : 30 juin soir, 38°,9; 1er juillet soir, 38°,3; 2 juillet matin, 37°,4.

*Ventre.* — La pression de l'hypogastre est un peu sensible. Il y a des pertes abondantes, d'aspect purulent.

5 juillet. Éruption presque effacée. Toujours rien dans la gorge. Utérus sensible à la pression.

Le 12. Desquamation furfuracée sur le tronc, notamment sur les seins, depuis quatre ou cinq jours. Rien dans la gorge. Un gros ganglion à l'angle droit de la mâchoire inférieure représente évidemment la réaction ganglionnaire correspondant à la poussée douloureuse d'une dent de sagesse. Les gencives sont en effet aujourd'hui rouges, enflammées, aux alentours de la dent en évolution.

La malade accuse un reliquat manifeste d'infection utérine. Elle souffre dans le ventre surtout quand elle est debout. L'utérus est douloureux à la pression. La malade perd du sang et a aussi des pertes blanches.

Examen bactériologique. — Deux tubes de bouillon ont été ensemencés le 2 juillet avec le liquide purulent lochial recueilli profondément dans le vagin. Un tube de bouillon a été ensemencé en même temps avec le mucus recueilli à la surface d'une amygdale.

Au bout de huit heures d'étuve à 36°, les tubes de bouillon ensemencés avec le pus lochial ont cultivé : bouillon non troublé; grumeaux grisâtres tombés au fond du tube. Sur lamelles colorées et non colorées, ces grumeaux se montrent formés de streptocoque, paraissant à l'état de pureté, en chaînettes de 10 à 20 éléments. Les jours suivants le bouillon s'est troublé (microcoques sur lamelles).

Une gouttelette de bouillon recueillie au bout de huit heures d'étuve à 36°, diluée préalablement, a été ensemencée sur un tube gélose qui a développé au bout de vingt-quatre heures des colonies de streptocoques et des colonies blanches, épaisses (microcoque indéterminé).

Le tube de bouillon ensemencé avec le mucus amygdalien a développé au bout de huit heures d'étuve, des grumeaux déjà abondants (streptocoques en longues chaînettes à l'examen lamellaire).

Inoculations au lapin. — Une troisième culture sur bouillon du streptocoque isolé du pus lochial a été injectée à l'oreille de 2 lapins à la dose de un demi-centimètre cube.

Le lendemain l'oreille des 2 lapins était rouge, légèrement tuméfiée. L'inflammation paraissait peu intense. Elle s'est effacée au bout de deux jours chez le lapin I. Chez le lapin II il se produisit au bout de quatre jours un petit abcès.

### Observation 5.

*Scarlatine chirurgicale* (1) *survenue au cours d'une coxalgie suppurée. Absence d'amygdalite. Mort. Streptocoques dans la hanche malade et le sang du cœur.* (Observation recueillie par Jean Hallé, interne des hôpitaux.)

Augustine Ch..., âgée de 6 ans et demi, était soignée depuis un an environ à l'hôpital des Enfants-Malades dans le service des chroniques pour une coxalgie gauche. Deux mois environ avant la maladie qui nous occupe, et qui l'emporta, elle présenta du côté de son articulation coxo-fémorale, au niveau du triangle de Scarpa, un empâtement assez indolent qui finit par aboutir à un abcès avec fistule permanente siégeant au sommet de ce triangle.

L'état général était assez bon, et la fistule coulait à peine lorsqu'elle fut prise dans la journée du jeudi 28 février 1895, pendant la visite de ses parents, de vomissements alimentaires, puis de fièvre, et de maux de tête. Déjà la veille, elle avait paru à la surveillante de la salle un peu fatiguée. Le jeudi soir, la température s'éleva à près de 39°.

Le lendemain vendredi, 1er mars, dans la matinée, apparut d'emblée une rougeur scarlatineuse de tout le corps ; la température n'avait pas baissé depuis la veille, les vomissements étaient devenus bilieux. M. Brun et M. Lermoyez, présents ce matin-là dans la salle, virent l'enfant, constatèrent l'éruption, mais furent frappés de ce fait que l'éruption était plus intense au niveau de la cuisse gauche empâtée et spécialement autour de la fistule.

La gorge était indemne de toute rougeur scarlatineuse. Aucune amygdalite. Langue à peine sale. Éruption généralisée d'une rougeur diffuse et uniforme nettement scarlatineuse. La fièvre, les vomissements bilieux persistent jusqu'au lendemain 1er mars ; le diagnostic restant hésitant entre une scarlatine ou un érythème infectieux. Le soir, l'enfant fut passée au pavillon de la scarlatine (service de M. le professeur Grancher suppléé par M. Marfan).

3 mars. L'enfant vomit encore dans la nuit. Le matin elle se montre dans l'état suivant :

L'éruption scarlatineuse était généralisée à tout le corps, avec une intensité particulière au niveau de la cuisse gauche et sur le tronc. La face participait à l'éruption. La langue était un peu blanche, surtout au niveau de la base, la pointe au contraire présentait une rougeur marquée, sans avoir l'aspect nettement vernissé de la langue scarlatineuse desquamée. La gorge était à peine rouge. L'état général était assez bon, les vomissements ayant cessé dans la matinée, le pouls rapide à 148 ; la température à 39°,5 comme la veille ; pas d'albumine dans les urines.

Le pansement humide boriqué de la fistule de l'abcès par congestion fut

(1) Nous remercions vivement M. le Dr Brun, chirurgien des hôpitaux, qui nous a communiqué cette observation.

changé. La fistule donnait à peine de pus, mais le pourtour de son orifice était empâté et la palpation faisait penser à la présence de quelque masse purulente collectée dans la profondeur.

Le 4. Même état, l'éruption reste la même.

Le 5. M. Brun vient visiter l'enfant, nous conseille de débrider un peu la fistule et de la drainer, pensant qu'il y avait rétention de pus. Un débridement minime est fait sur une sonde cannelée pour rouvrir l'orifice et un drain très long, allant jusque dans l'articulation, est laissé dans la plaie. Pansement boriqué humide, après lavage à l'eau boriquée tiède. L'éruption est un peu moins vive sur le tronc; toujours aussi vive sur la cuisse malade. La température oscille entre 39°,2 et 39°,8. L'état général n'est pas mauvais. Les vomissements n'ont pas reparu. La malade s'alimente avec du lait. La gorge reste toujours un peu rouge, sans aucun point crémeux à la surface des amygdales.

Urines sans albumine.

Le 6. La température s'est abaissée à 38° ; l'état général cependant n'est pas aussi satisfaisant que la veille. Rien de spécial n'est trouvé cependant ni à l'examen du cœur, ni à l'auscultation pulmonaire. La langue est uniformément rouge, sans être lisse comme celle d'un scarlatineux. Le soir, même état.

Le 7 au matin, l'état général est très changé. L'enfant paraît souffrir beaucoup et ne peut remuer les membres sans accuser de vives douleurs.

L'éruption scarlatineuse a pâli notablement sur tout le corps. Elle a disparu aux jambes, sauf à la cuisse gauche où elle est remplacée par une rougeur érysipélateuse.

Cette rougeur érysipélateuse existe aussi à la face dorsale de la main gauche où il existe un œdème assez considérable, gardant l'empreinte du doigt, avec gonflement et empâtement du poignet qui est douloureux à la pression et dont les mouvements même légers font souffrir la malade.

Les mouvements du coude droit sont de même douloureux, sans qu'il y ait rien de visible à ce niveau. L'épaule droite est également douloureuse.

Il existe un peu d'œdème du pied gauche remontant jusqu'au delà des malléoles.

L'examen physique des poumons ne révèle rien de particulier.

Par contre, nous sommes frappés de ce fait que les battements du cœur sont un peu sourds. Le pouls est cependant assez bien frappé et à 148. Les urines sont sans albumine. La température monte à 39°,5 le matin.

Le pansement de la cuisse est renouvelé, et des pansements ouatés avec liniment calmant appliqués sur les articulations.

Dans l'après-midi, l'état s'aggrave beaucoup ; l'enfant a du délire et le soir elle est au plus mal, sans connaissance, immobile, poussant des cris au moindre contact. Le thermomètre s'élève à 39°,8 à six heures du soir.

La mort survint tout d'un coup dans la nuit suivante.

Autopsie, le 9 mars au matin, trente heures après la mort. — Temps froid. Immédiatement avant l'ouverture du cadavre, on recueille avec une pipette du sang du cœur. Les gaines du poignet sont ouvertes et laissent écouler une assez grande quantité de pus assez liquide, presque séreux.

L'articulation de l'épaule ne montre pas de liquide.

L'articulation coxo-fémorale est ouverte par une incision postérieure. Avant d'ouvrir la capsule, après flambage au bistouri rougi à la flamme, il est recueilli également du liquide articulaire.

L'articulation coxo-fémorale présente peu de pus, mais des lésions tuberculeuses manifestes de la cavité cotyloïde et de la tête fémorale. A l'ouverture du cadavre, on trouve les organes dans l'état suivant :

Les poumons présentent à peine de lésions tuberculeuses. Celles-ci sont par contre très développées dans les ganglions médiastins postérieurs.

Le cœur ouvert paraît sain, sans coloration spéciale attribuable à une myocardite.

Les reins sont très congestionnés.

Le foie est un peu gros, peu coloré, mou, laissant pénétrer facilement le doigt, un peu jaunâtre avec des taches blanchâtres à la surface, dessinant des séries de lobules. Même aspect à la coupe.

Examen bactériologique. — L'examen direct du sang du cœur, du pus des gaines du poignet, du liquide de l'articulation de la hanche est fait à l'aide d'une coloration simple ; une autre lamelle est traitée par la méthode de Gram.

Le sang du cœur, le pus des gaines synoviales montre un streptocoque très abondant qui paraît à l'état de pureté.

Le liquide de la hanche montre des chaînettes de streptocoques en abondance, quelques bactéries, et d'autres micro-organismes assez peu nombreux variables de dimensions et de forme.

*Inoculations aux animaux.* — Deux souris sont inoculées à la patte avec un demi-centimètre cube, l'une avec le sang du cœur, l'autre avec le pus du poignet.

Les deux souris meurent en vingt-quatre heures, et à l'autopsie, le sang du cœur de l'une et l'autre montre des chaînettes de streptocoque gardant le Gram.

*Cultures.* — Avec chaque pipette de pus, deux tubes d'agar sont ensemencés.

Avec le sang du cœur, avec le pus du poignet, on obtient en vingt-quatre heures des cultures de streptocoque.

Avec le liquide de l'articulation de la hanche, les tubes montrent en abondance des colonies de streptocoques et un certain nombre d'autres colonies qui n'ont pas été examinées, ni isolées.

Renseignements au sujet du contage. — Dans la salle Bilgrain, où était soignée la petite malade, il n'y a pas eu de cas de scarlatine depuis trois ans.

A la suite de la maladie de la petite Augustine Ch..., aucun cas de scarlatine ne s'est développé dans l'entourage hospitalier de la malade.

La maladie a été probablement apportée par la tante de notre petite malade. Cette femme, qui venait toutes les semaines voir sa nièce à l'hôpital des Enfants-Malades, a perdu, en effet, chez elle une fillette de scarlatine trois semaines avant le début de la maladie qui a enlevé Augustine Ch...

Observation 6. — Dowson. Pathological Society of London (21 novembre 1893).

*Scarlatine chirurgicale vraie consécutive à une otorrhée.*

Enfant de 2 ans et demi. Un de ses frères, âgé de 4 ans, avait été pris de varicelle le 1er novembre 1887 et de scarlatine le 17 du même mois. L'enfant de 2 ans et demi fut pris presque à la fois de varicelle et de scarlatine. Le 18 novembre, l'éruption de varicelle parut sur le buste de cet enfant, et le lendemain il présentait une éruption de scarlatine débutant au-dessus de la ceinture. Il mourut au bout de quatre jours. Du commencement à la fin de la maladie, il n'y eut pas de mal de gorge — et notamment pas d'amygdalite. Mais l'enfant souffrait depuis quelques mois d'une otorrhée du côté droit. Or, dès le second jour après l'apparition de l'éruption de scarlatine, il y eut la preuve d'un renouvellement d'activité dans la région de l'oreille droite, sous la forme d'un œdème considérable de la tête et du cou de ce côté, œdème qui avait l'oreille pour foyer. Il me paraît permis de me poser cette question : la lésion primitive de la fièvre scarlatine s'est-elle, dans le cas présent, greffée sur la maladie de l'oreille (1) ?

Observation 7.

*Scarlatine chirurgicale consécutive à l'incision d'un adéno-phlegmon sous-sterno-mastoïdien gauche. Absence d'amygdalite.* (Recueillie par le Dr Ernest Dupré, ancien interne des hôpitaux.)

Mary G..., 17 ans, entre dans le service de M. le professeur Guyon, à Necker, salle Lenoir, lit 17, en avril 1885. Elle est adressée par un étudiant en médecine, pour un adéno-phlegmon sous-sterno-mastoïdien gauche, consécutif à des lésions multiples de carie dentaire, intéressant les molaires inférieures gauches. L'adénopathie cervicale secondaire a débuté une semaine environ avant l'entrée de la malade à l'hôpital ; et, malgré le traitement (gargarismes antiseptiques et émollients, onctions mercurielles, cataplasmes, etc.), a pris rapidement l'aspect phlegmoneux et le caractère fluctuant d'une collection purulente profonde, à ouvrir le plus tôt possible. L'état général est assez bon : la température atteint 38°,5 le soir. Pas de frissons. L'abcès est incisé le lendemain matin par M. Hartmann, interne du service. Environ un verre à bordeaux d'un pus jaunâtre bien lié, sanguinolent, s'en écoule : un drain de moyenne grosseur, long de 4 à 5 centim., est placé à l'angle inférieur de la plaie, et des lavages phéniqués faibles sont pratiqués. Pansements et irrigations quotidiennes. Améliora-

(1) A cette réflexion de Dowson, j'ajouterai celle-ci : que cette observation représente un cas bien net de scarlatine chirurgicale résultant de la contagion d'une scarlatine ordinaire par le frère du malade.

tion rapide et considérable de l'état général : chute de la fièvre, affaissement de la tuméfaction cervicale.

Neuf jours après l'incision, au moment où, la cavité de l'abcès se réduisant de plus en plus, le drain allait être retiré, malaise, agitation, céphalée, vomissements, insomnie, et le thermomètre accuse dans l'aisselle 40°,5. Malgré un purgatif et la quinine, l'état général reste mauvais, la fièvre persiste, sans aucune localisation appréciable, sans changement du côté de l'incision cervicale. Le surlendemain, apparition d'une éruption généralisée, rose vif, presque écarlate, aux plis de flexion des membres, sur les flancs. Temp., 40°. Léger mal de gorge à la déglutition; énanthème bucco-pharyngé peu marqué, généralisé, avec langue blanche, saburrale, rouge aux bords et à la pointe, sans gonflement tonsillaire appréciable. L'adénopathie sous-maxillaire et cervicale existe mais sans paraître augmentée par l'état actuel, sur ses proportions antérieures. Diagnostic : scarlatine chirurgicale, consécutive à l'opération. Il n'existe d'ailleurs aucun autre cas dans la salle ni dans l'hôpital, en ce moment. Lait, gargarismes; séjour au lit.

La fièvre ne tarde pas à tomber, l'état général s'améliore, la plaie cervicale se cicatrice. Langue framboisée caractéristique, desquamation marquée surtout aux extrémités, trois semaines après le début de la fièvre.

Six semaines après ce début, la malade sort de l'hôpital, guérie. Les urines n'ont jamais contenu d'albumine. La malade, revue quelque temps après, se portait bien. L'affection n'a déterminé aucun cas intérieur de contagion scarlatineuse. L'examen bactériologique du pus ganglionnaire retiré par l'incision n'a pas été pratiqué.

## Observation 8.

*Scarlatine. Absence d'énanthème bucco-pharyngé. Amygdalite légère.*

P..., âgé de 6 ans, soigné chez ses parents.

L'enfant vient de la campagne, d'un milieu où règne la fièvre scarlatine. Il offre sur tout le corps (tronc et membres) une éruption scarlatineuse bien caractérisée quoique assez peu intense : rougeur diffuse, granitée, accompagnée de miliaire. La figure est rouge, d'aspect un peu bouffi. L'éruption, d'après les renseignements que nous tenons des parents, aurait débuté hier 22 octobre 1893.

L'enfant assure n'avoir aucune douleur de gorge, même en avalant. A l'examen de la gorge, en effet, on ne constate aucun énanthème. Ni le voile du palais, ni les piliers, ni aucune autre région de la muqueuse buccale n'offrent de rougeur anormale. La langue est uniformément blanche, sans aucun point desquamé, ni sur la pointe, ni sur les bords. Les amygdales n'offrent aucun exsudat. Il semble donc tout d'abord, à un examen borné à l'inspection de la gorge, que celle-ci est complètement indemne, et l'éruption scarlatineuse très manifeste sur la peau paraît appartenir à un cas de scarlatine sans angine.

Néanmoins en répétant l'examen bucco-pharyngé on constate une tuméfaction appréciable des deux amygdales, surtout de l'amygdale gauche, sans rougeur évidente. De plus, les ganglions angulo-maxillaires sont manifestement tuméfiés. On ne perçoit ailleurs, ni au cou, ni dans les régions sous maxillaires, d'autres ganglions tuméfiés.

Les symptômes généraux sont peu accusés Il n'y a pas eu de vomissements. T. le 23 soir : 37°,9 Il y avait eu un peu de fièvre hier soir, au dire des parents. Cette fièvre a été constatée en même temps que l'éruption L'enfant se plaignait seulement d'un peu de mal de tête. Mais à aucun moment il ne s'est plaint de la gorge.

Pas d'albumine dans les urines.

24 octobre. Éruption pâlie. Rien de particulier dans la gorge. Pas d'énanthème. Pas de desquamation de la langue. T. matin, 37°,6 ; soir, 38°,1.

Le 25. Éruption presque entièrement effacée Rien de particulier dans la gorge. T. matin, 37°,8; soir, 37° 6.

L'enfant, revu dans les premiers jours de novembre, a présenté quelques traces légères de desquamation aux mains. Pas de desquamation appréciable sur le tronc.

Examen bactériologique. — Deux tubes de bouillon ensemencés le 22 octobre ont cultivé : streptocoques en longues chaînettes, après quelques heures d'étuve à 36°. Une gouttelette diluée de ce bouillon reportée sur un tube gélose a donné, au bout de vingt-quatre heures, des colonies de streptocoques mélangées à des colonies d'abord blanches puis jaunissantes micrococciques (probablement staphylocoques dorés).

### Observation 9.

*Amygdalite lacunaire latente.*

L. R..., âge de 7 ans. Soigné dans sa famille.

*Antécédents héréditaires* — Rien de particulier.

*Antécédents personnels.* — Pas de scarlatine antérieure. Jamais d'angine. Il y a cinq ou six mois une pleurésie gauche avec très léger épanchement résorbé spontanément.

Le 29 avril 1894, l'enfant est pris dans la journée de céphalalgie, malaise anorexie et léger mouvement fébrile, vomissements.

L'examen pratiqué vers six heures du soir ne révèle pas la cause de cet état. Pas de toux, rien à l'auscultation. Pas de douleur de gorge. Rien à l'examen visuel de la gorge. Aucune éruption.

Le 30, matin. L'enfant a eu beaucoup de fièvre pendant la nuit : il a vomi de nouveau dans la matinée (vomissement bilieux). Épistaxis légère. T. 38°,6 ; peau chaude, sèche. Céphalalgie prononcée. Quelques douleurs dans les muscles de la nuque, pas de toux, rien à l'auscultation. Abattement. Constipation.

L'examen très attentif de la gorge ne révèle rien qui permette d'affirmer un diagnostic d'angine. Pourtant on remarque un peu de rougeur au niveau des deux amygdales, avec un très léger degré de tuméfaction. Aucun point blanc. Aspect normal du reste de la bouche et du pharynx, sauf langue blanche, saburrale. L'enfant affirme ne ressentir aucune douleur de gorge : la palpation rétro-maxillaire ne provoque aucune douleur, mais fait percevoir de chaque côté un petit ganglion non douloureux.

Le 30 soir. T. 39°,4. Même état que le matin. L'enfant a vomi de nouveau et a été fort abattu toute la journée. L'examen de la gorge ne révèle rien de plus que le matin.

1er mai. Épistaxis. Persistance des symptômes de la veille : céphalalgie, abattement, courbature, douleurs dans les muscles du cou, mais aucune raideur de la nuque ; pas de vomissements, pas d'éruption. Pas de toux. Rien à l'auscultation, aucune douleur de gorge : rien à l'examen physique, sauf la très légère rougeur amygdalienne déjà signalée. Peu de sommeil. Pas d'appétit. T. 38°,4 matin ; 39°,3 le soir.

Le 2 matin. Abattement moindre. T. 39°,2. Il n'y a toujours aucun signe physique de nature à assurer un diagnostic. Plus rien d'appréciable notamment à l'examen de la gorge. Toute affirmation de diagnostic étant réservée, nous avions supposé qu'il pouvait s'agir soit d'une fièvre typhoïde au début, soit d'un embarras gastrique fébrile.

Cette opinion est partagée par deux médecins qui ont examiné très complètement le petit malade, l'un le 30 avril et le 1er mai ; l'autre, le 2 mai dans l'après-midi et qui ont pratiqué à chaque fois l'examen de la gorge.

Le 2 mai soir, l'enfant est beaucoup mieux ; il est assis dans son lit et joue. Le mal de tête s'est atténué. La fièvre est à peu près nulle, T. 38°.

Le 3 au matin. La nuit a été très bonne, l'enfant a dormi. Pas de fièvre. T. 37°,6. Rien de particulier à l'examen physique. On considère l'enfant comme guéri et le diagnostic de la maladie achevée paraît devoir être définitivement fixé : embarras gastrique fébrile.

Mais dans l'après-midi l'enfant est repris de fièvre sans grand mal de tête. Le soir, la température atteint 40°. Et cette fois, quoique l'enfant n'accuse aucune douleur de gorge, l'examen y révèle l'existence d'un très minime exsudat punctiforme blanc grisâtre émergeant d'une crypte de l'amygdale droite. C'est le seul point que l'on puisse distinguer. Les deux amygdales sont peut-être un peu plus rouges que normalement et à peine tuméfiées. Aucun autre signe pathologique.

Le 4 au matin, la température est tombée à 38°,1.

Un autre point blanc est apparu à la surface de l'amygdale droite. Il n'y en a pas sur l'amygdale gauche. L'enfant va mieux et joue. T. soir, 37°,6.

Le 5. T. 37°,3. On ne retrouve presque plus trace d'exsudats amygdaliens. La guérison se maintient.

Les jours suivants, l'enfant convalescent conserve simplement un peu d'amaigrissement et de pâleur. Mais l'appétit revient et plus rien d'anormal n'est constaté.

## Observation 10.

*Scarlatine d'origine pharyngée probable.*

R..., 36 ans.

*Antécédents personnels.* — Pas de scarlatine antérieure.

Bronchites fréquentes.

*Histoire de la maladie.* — R... était atteint de bronchite depuis une quinzaine de jours. L'affection était à son déclin ; la toux devenait de plus en plus rare.

31 décembre 1895, R... est repris de toux fréquente et croit à une rechute de son rhume.

1er janvier. Le malade est pris de fièvre ; il a un peu de gêne à la déglutition. Toux fréquente.

Le 2 au matin, je vois pour la première fois le malade. Fièvre vive. T. 39° ; vomissements répétés durant la nuit précédente.

Toux toujours très fréquente sans expectoration. Rien à l'auscultation. Voix normale.

Il existe sur le tronc et les membres une éruption diffuse, uniforme, granitée, représentant une éruption typique mais peu intense de scarlatine. Les yeux sont un peu injectés. La figure est rouge, un peu tuméfiée, ainsi que les mains.

Le malade n'a encore pris aucun médicament. Il avait depuis longtemps cessé toute médication de sa bronchite antérieure.

A l'examen de la gorge, on ne décèle aucune amygdalite. Les deux amygdales partagent la rougeur générale assez accentuée du voile du palais et des piliers, mais elles n'offrent pas de tuméfaction sensible, et ne sont recouvertes d'aucun exsudat. Il n'y a pas de trace de tuméfaction des ganglions angulo-maxillaires.

Le fond du pharynx est très rouge, très tuméfié. Une tuméfaction surtout notable se constate sur le côté gauche en déprimant profondément la base de la langue. On n'aperçoit aucun exsudat.

Il n'y a pas de coryza.

Le malade ne se souvient pas d'avoir été en contact avec aucun scarlatineux.

Le 3 au matin. Température 38°,6. L'éruption s'est effacée notablement. Pas d'amygdalite. La rougeur et la tuméfaction pharyngée sont toujours très appréciables. La voix est un peu enrouée. Toux sèche assez fréquente. Rien à l'auscultation.

Le 4 au matin. Température 37°,4. — L'éruption est à peu près effacée. La rougeur et la tuméfaction pharyngées se sont atténuées. La langue est blanche sans trace de desquamation. Il y a une aphonie complète. Râles sibilants à l'auscultation.

Les jours suivants le malade s'est amélioré progressivement. La toux s'est atténuée. L'aphonie a persisté pendant quelques jours. La rougeur et la tuméfaction pharyngée se sont effacées en quelques jours. A aucun moment il n'y a eu de gonflement particulier, ni d'exsudats sur les amygdales. Aucun engorgement ganglionnaire. La langue n'a pas desquamé.

Le 18, je revois le malade, qui offre aux mains et aux pieds une desquamation scarlatineuse typique par larges lambeaux. Il existe également sur le corps une desquamation furfuracée abondante. Pas d'albuminurie. Gorge normale.

La desquamation s'est prolongée pendant plusieurs semaines.

### Observation 11.

*Scarlatine. Érosion amygdalienne. Contagion à la période d'invasion de la scarlatine.*

D..., 29 ans, sans profession, entrée le 23 juin 1895 à l'hôpital d'Aubervilliers.

*Antécédents personnels.* — Pas de scarlatine antérieure. Une angine il y a deux ans.

L'origine présumable du contage fut la suivante : la malade souffrant de diarrhée depuis quelques jours, avait été chez un pharmacien de son quartier demander un médicament pour la faire cesser, le lundi 17 juin. Le pharmacien, qui était alors atteint de mal de gorge, vint, le cou entouré de ouate, lui servir son médicament. D..., qui vit son angine débuter trois jours après, a appris que le pharmacien qu'elle avait visité avait été pris les jours suivants d'une scarlatine nettement déclarée.

Début de la maladie, le 20 juin par mal de gorge.

Éruption apparue le 23 juin.

*État actuel* (25 juin). — *Gorge* : Amygdales tuméfiées offrant plusieurs petits points blancs disséminés. Avec un stylet courbé, on pénètre dans quelques cryptes de l'amygdale droite et on en fait évacuer une petite quantité de pus non apparent à l'extérieur.

A la face antérieure de l'amygdale droite s'observe une petite érosion à surface blanchâtre. Cette érosion est lenticulaire, arrondie, large de 5 à 6 millim. environ de diamètre. En la grattant légèrement avec une petite curette on fait un peu saigner la muqueuse et l'on n'amène qu'un minime produit de grattage qui, examiné au microscope, a offert des globules de pus, des cellules épithéliales et des microbes variés (microcoques, streptocoques, bâtonnets).

Une légère tuméfaction ganglionnaire existe à l'angle droit de la mâchoire. A gauche, en raison sans doute de la petite lésion ulcéreuse de l'amygdale gauche, on trouve un ganglion très tuméfié.

L'éruption est peu intense, limitée aux mains, au moignon des épaules, au cou et à la partie antérieure et supérieure du thorax. Urine un peu albumineuse. Quantité, 700 gr.

Température : Le 24, matin, 39° ; soir, 39°,7. Le 25, matin, 38°,9 ; soir, 39°,6. Le 26, matin, 38°,4 ; soir, 38°,6. Le 27, matin, 37°,8.

27 juin. Éruption disparue. Gorge déblayée, sauf l'ulcération de l'amygdale

gauche, encore couverte d'un léger exsudat blanc, mais en voie de guérison. Le ganglion du côté gauche a beaucoup diminué.

Quantité d'urine : 1,500 gr.

2 juillet. Érosion guérie, à surface de couleur opaline. Amygdales encore tuméfiées. Pas de desquamation.

### Observation 12.

*Scarlatine. Absence d'amygdalite. Stomatite.*

G..., 30 ans, employé de chemin de fer, entré au pavillon de la scarlatine à l'hôpital d'Aubervilliers, le 1er juillet 1895.

*Antécédents personnels.* — Pas de scarlatine antérieure.

Le malade a eu, il y a trois mois, un abcès probablement consécutif à une ostéo-périostite du maxillaire inférieur. Cet abcès s'est ouvert à l'intérieur de la bouche et a laissé une fistule persistante. Chaque jour depuis ce moment le malade crachait un peu de pus. Les ganglions sous-maxillaires sont, depuis l'abcès, restés très volumineux. Ils forment un relief très appréciable à la simple inspection de la figure.

*Histoire de la maladie.* — G... est subitement, pris le 26 juin, de fièvre, frissons, gène et douleur cuisante dans la bouche.

Pas de mal de gorge.

Le lendemain 27 juin, apparaissait une éruption rapidement très intense qui envahit d'emblée, d'après le dire du malade, le tronc et les membres.

*État actuel* (2 juillet). — *Éruption :* Le malade présente une éruption rouge vif très intense, diffuse, couvrant complètement tout le tronc et les membres.

L'éruption est franchement scarlatineuse sur le tronc, les cuisses, les jambes, les bras et la plus grande partie des avant-bras.

A la face antérieure des genoux seulement, et à la face postérieure des poignets et des mains, la distribution de la rougeur est un peu différente. Elle est formée de placards irréguliers séparés par quelques intervalles de peau saine. La face est rouge.

*État de la bouche et de la gorge.* — La muqueuse buccale, amygdalienne et pharyngée est uniformément rouge. La langue est blanche, étalée, sans desquamation. Les gencives sont gonflées, couvertes de petites plaques pseudo-membraneuses. Des plaques pseudo-membraneuses un peu plus étendues sont accolées à la face interne de la joue droite et au côté droit de la face inférieure de la langue. Les amygdales, à part la rougeur qu'elles partagent avec tout le reste de la muqueuse bucco-pharyngée, n'offrent rien d'anormal. Elles ne sont pas tuméfiées notablement, n'offrent aucun exsudat, ne sont pas douloureuses à la pression directe, et ne présentent à leur surface aucune fausse membrane.

Les ganglions sous-maxillaires sont très gros ; leur volume s'est encore exagéré depuis le développement de la stomatite. Ils sont également douloureux à la pression. Le malade se plaint beaucoup de souffrir dans la bouche ; il a une salivation très abondante.

Fièvre vive. Urines albumineuses.

Températures : 1er juillet, soir, 39°,4. — Le 2, matin, 39°,2 ; soir, 39°,2. — Le 3, matin, 38° ; soir, 38°,3. — Le 4, matin, 37°,7 ; soir, 38°,1. — Le 5, matin, 37°,9.

5 juillet. L'éruption a beaucoup pâli. Amygdales toujours indemnes. Amélioration considérable de la lésion buccale.

Le 12. La bouche est à peu près revenue à l'état normal. Les amygdales ne sont pas hypertrophiées, ganglions sous-maxillaires diminués de volume mais toutefois gros. Le tronc surtout mais aussi les membres sont le siège d'une desquamation abondante par larges lambeaux.

Examen bactériologique. — Le 2 juillet, deux tubes de bouillon et un tube de sérum ont été ensemencés avec une parcelle d'une plaque pseudo-membraneuse de la joue droite.

Le tube de sérum, au bout de vingt-quatre heures, n'avait pas cultivé. Au bout de quarante-huit heures, il cultiva de petites colonies blanches, disséminées (streptocoques à l'examen lamellaire) et les jours suivants des colonies plus épaisses, blanchâtres (microcoques à l'examen lamellaire), indéterminées. Pas de bacilles de Löffler.

Au bout de huit heures d'étuve à 36°, les tubes de bouillon avaient cultivé : abondants grumeaux au fond du tube. Streptocoque à l'examen lamellaire. Les jours suivants, le bouillon se troubla, cultivant, outre le streptocoque, des bâtonnets et des microcoques indéterminés.

Inoculation au lapin. — Un lapin inoculé à l'oreille avec un demi-centimètre cube de bouillon de culture du streptocoque buccal isolé (troisième culture) n'a offert qu'une légère rougeur qui s'est rapidement effacée sans laisser de traces.

## Observation 13.

*Amygdalites à répétition après la scarlatine.*

Léon A..., 11 ans, dans sa famille. A eu la scarlatine à 17 mois.

Deux mois après cette scarlatine l'enfant avait une première amygdalite aiguë. Depuis ce moment il a eu environ une dizaine d'amygdalites.

J'ai pu observer les deux dernières. L'affection demeure assez bénigne ; peu de réaction fébrile : un peu de malaise seulement, engorgement ganglionnaire, pas d'éruption. A l'examen local, amygdales légèrement tuméfiées avec exsudats faisant saillie hors des cryptes.

La dernière amygdalite s'est produite le 23 juin 1895. Elle s'est révélée sans douleur de gorge par un très gros engorgement ganglionnaire des angles de la mâchoire. L'évacuation des exsudats s'est faite le 25 juin.

Observation 14.

*Amygdalites à répétition après la scarlatine.*

Cl. F..., 25 ans, domestique, a eu la rougeole vers 4 ans et une grippe, mais jamais aucune angine avant l'âge de 18 ans.

A cet âge, elle a été prise de scarlatine non douteuse qui a commencé par un mal de gorge très intense et de la fièvre. Elle a eu une éruption marquée suivie de desquamation typique.

Depuis cette scarlatine, la malade a eu chaque année une ou deux angines survenant ordinairement en hiver.

Trois fois depuis un an et demi j'ai pu, en effet, constater chez cette femme une poussée d'amygdalité aiguë. Deux fois cette amygdalite fut sans grande réaction générale, accompagnée seulement d'un peu de mal de tête et d'un léger mouvement fébrile, mais n'empêcha pas la malade de vaquer à ses occupations.

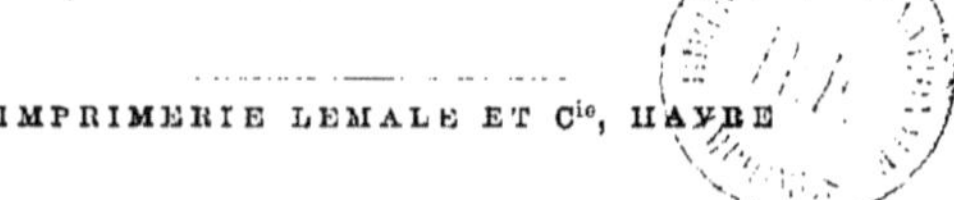

IMPRIMERIE LEMALE ET Cie, HAVRE

www.ingramcontent.com/pod-product-compliance
Lightning Source LLC
LaVergne TN
LVHW020026170826
845678LV00001B/137

* 9 7 8 2 3 2 9 7 6 9 3 5 6 *